BAMAI AIZHENG

把脉癌症

在诊治恶性肿瘤患者的工作中我不断思考、总结，
试图找到一条攻克恶性肿瘤的良策。

贾先红 / 著

中国医药科技出版社

内 容 提 要

对癌症的思考不仅是对现有理论和临床治疗手段的思考，更是对于癌症的发病理论、治疗方法的进一步思考。作者从中医角度提出了少阳相火妄动致癌学说、逃逸学说，从治疗角度提出了肿瘤驯化学说，不仅回答了中医药在治疗癌症中到底能不能发挥作用这一疑问，更以真实的病例告诉读者中医药在治疗癌症中的确切疗效。

图书在版编目（CIP）数据

把脉癌症 / 贾先红著 . — 北京：中国医药科技出版社，2015.6

ISBN 978-7-5067-7552-6

Ⅰ . ①把… Ⅱ . ①贾… Ⅲ . ①癌 - 诊疗 Ⅳ . ① R73

中国版本图书馆 CIP 数据核字（2015）第 102702 号

美术编辑 陈君杞

版式设计 郭小平

出版　中国医药科技出版社

地址　北京市海淀区文慧园北路甲 22 号

邮编　100082

电话　发行：010 - 62227427　邮购：010 - 62236938

网址　www.cmstp.com

规格　710×1020mm $\frac{1}{16}$

印张　$11\frac{1}{4}$

字数　147 千字

版次　2015 年 6 月第 1 版

印次　2017 年 4 月第 2 次印刷

印刷　三河市百盛印装有限公司

经销　全国各地新华书店

书号　ISBN 978-7-5067-7552-6

定价　29.80 元

本社图书如存在印装质量问题请与本社联系调换

恶性肿瘤导致的死亡占人口死亡的比例呈逐年增加的趋势，更令人担忧的是恶性肿瘤的发病率也呈现出逐年升高的趋势。人们抗击肿瘤的脚步从未停止，虽然从肿瘤学的基础研究，到治疗肿瘤的新药研究、新技术的应用，都在日新月异地进步，但似乎并没有改变这一局面。

我作为一名临床医生，在日常工作中所接触的患者中有一半以上是恶性肿瘤患者。在诊治恶性肿瘤患者的工作中我不断思考、总结，试图找到一条攻克恶性肿瘤的良策。在这一过程中，我发现无论是中医的还是西医的治疗或多或少都存在一些值得思考的问题。而肿瘤患者及其家属在求医的过程中的诸多疑惑也总是找不到答案。

所以我决定写这样一本小书，以这些年我所接触的真实病例去讲述医患双方在抗癌过程中的故事，或许这些故事背后的深层思考能给医者和患者一些启迪，也或许能让癌症患者看到光明。

我不是专业作家，而且平时诊务繁忙，每天只能于深夜写作，写作过程中无暇对文字精雕细琢，所以为了增加可读性，用了些调侃文字，也是为了增加些可读性。我不是个一脸严肃的医生，所以我的文字也不应该冷冰冰的，希望能让读这本书的人轻松阅读。

需要做个说明，在这本书中我往往用到"今天""前些天"等词语，因为我是在每天忙完一天的工作，夜深人静的时候回想起当天所见到的、所想到的，所以这些词会反复出现。我计划写2~3个月，能写多少字就写多少字，因为我自己还要看书学习，不要让我看病的功夫落下了。我们科里的人都知道我有一种奇怪的强迫症，如果我一天不学习，就会认为愧对患者。

最后还要感谢科室任玉乐博士、吕俊秀博士、赵珊珊、郝传传、毛承飞、周钦荣等几位年轻医生帮我整理书后所附的病历资料，还有我的一个学生欧阳林宝医生写了一篇学习心得附在书后作为跋。感谢李铭医生帮我联系出版工作。祝他们学有所成，医技日臻精湛。

贾先红

2015年2月

目录

1 *SIKAO AIZHENG*
心灵深处的责任感

    两年前我们的中医病房重新开张。我踌躇满志，因为在一所大型的综合医院，中医科要想立足，必然困难重重。我不想再步我们科以前的后尘，因为那时的中医病房就是个大杂烩，什么病都收，最后甚至沦为替别的科室收拾烂摊子，他们有一些因为各种原因出不了院的病人就推到我们科，床位收不满，周转慢，效益差，只能关门，医院最后撤掉了中医病房。几年过去了，我们科强大起来了，人才济济，名医层出，门诊一号难求，在这样的形势下病房又重新开张了。此时如何定位中医科就变得很重要，最后根据我们的患者情况，我们还是决定以收治肿瘤病人为主，虽然我们院里有肿瘤中心，包括肿瘤内外科、放疗科、立体定向科、生物治疗科、介入科等，还有中西医结合肿瘤科，但是我觉得我们有自己的特色，我在带着科里的年轻医生查房时给他们说过这样一段话：中西医治疗癌症各有所长，我们的使命是要让更多的人接受我们的观点。想要让更多的人接受我们的观点，我们就要付出比别人更多的努力，我们的治疗就要比别人的治疗更有效。而今我们做得如何呢？有人会说我们做得还不够，有人会说我们做得非常好。

    为什么同样的结果大家会有不同的看法呢？这其实就是人们对于肿瘤的疗

效标准应用不同。说做得不好的人会说，现在我们还远远干不过西医，老百姓还是更相信西医，得了肿瘤还是会首选西医的手术、放化疗。说做得好的人会说你看某某病人经过我们的治疗比他原先好多了，不仅没有按照西医专家说的三个月就不行了，还活得好好的，都两三年了。还有的经过我们的中医药治疗肿瘤都缩小了，各项指标都好转了，这说明我们的治疗很有效。

其实我觉得讨论这些都不重要，我不想和谁争功劳，医学科学目前还没有攻克肿瘤，我们不论是中医还是西医其实都在为了一个共同的目标而奋斗，那就是攻克癌症。不过，对于现状我作了这样一个比喻：一个人得了肿瘤就好比走上了一条通向万丈深渊的路，我们每一个做医生的都想让他停下来。西医的手术、放化疗等治疗在此时就好比是手拿一根大棒，照着病人的头或身子打下去，不把他打昏也要让他疼得龇牙咧嘴走不动路，暂时停了下来，等过一阵子疼痛好点了他再继续上路，医生此时就再给他一棒。如此多次，虽然延迟了他走向深渊的脚步，但也使他的身体饱受摧残，甚至他虽然没掉下深渊，却死于大棒之下。中医的治法应该如春风拂面，让他在前进的路上心情愉悦，没有痛苦，说不定还有心情欣赏一下沿途的风光，这就会使他前进的脚步慢下来，没准还会停下来甚至调转头来。所以我在治疗肿瘤的时候坚持一个观点：让癌症患者更好地、有尊严地活着。当然在真实的临床工作中，我在处理这样的情节时也不都是"甜言蜜语"，我也会在适当的时候给予它们适度的打击，也就是说我也要有选择地借助西医的手术、放化疗等手段。我先表明我不是一个泥古不化的老中医，更不是一个怀揣教条主义的专科医生，所以很多年来我一直在向患者和周围的人推销我的观点。但是这样做总感觉一张嘴的能量太小了，这也是我写书的原因之一。

我想和读这本书的朋友们一起探讨、思考从癌症的起因、预防、诊断、治疗、巩固治疗、预防复发转移到复发转移之后的对策等多方面的问题。但这又不是一本教材或严谨的专业论著，仅仅是我作为一个临床医生的一些想法。

我的思考都是临床中碰到什么就去思考什么，所以不像专业论著那么精致，或许显得粗糙，我有时又觉得这样也好，现在不都是提倡原生态吗？这些思考或许更贴近老百姓，更贴近真实的临床工作，因为这是临床医生诊疗中的点滴想法，而不是一些学者、专家有所目的写成的著作，日久天长，集腋成裘，读起来或许更接"地气"。

另外写书这件事本来是作家的活儿，我一个临床医生本不该来凑这个热闹，弄不好会被人笑话，不仅无助于自己的业务，反而会坏了自己的名声，毕竟语言功夫不是我的专长。但我又深深地感到该写点东西，把我从医这些年来的临床体会写出来，让更多的人知道我关于疾病的一点想法，或许会帮助一些需要帮助的人。也因为我的病人太多，很多人挂不上号，所以总是有人劝我说"你每天这样看病，最后把自己累死也帮不了多少人，不如写写书，把自己的经验写一写，或许能帮助更多的人。"可我又总觉得自己没什么可写的，也谈不上什么独特的经验，我只想做一个像我自己说的那样"做一个会用中医看病的中医大夫"。

可能有人觉得这话听起来别扭，他们会说"哪个中医不会用中医看病呢？不就是开个中药方子吗？不学中医的人也能开。"的确，当下电视、网络、图书、报纸等各种媒体介绍了大量的中医养生内容，各种秘方、验方，很多人认为那就是中医了，对照自己的身体情况，买点中药吃吃似乎就可以包治百病、长生不老了。

而我却深深地为中医忧虑。当西学东渐的号角吹起，华夏文明的裙底被人掀起，黄老的颜面在新一代知识分子面前黯然失色！在西方学者的历史实证主义思想的威逼之下，五千年的华夏文明在西方新知面前变得一文不值，风雨飘摇！

中医近百年的遭遇成了必然。消灭中医、取消中医、改良中医、西化中医的呼声百年来此起彼伏，恨中医者似乎乐此不疲，他们的目的达到了。请有识之士擦亮眼睛看一看，你面前的中医还能称作中医吗？他们看到你的舌头有齿痕就说你脾虚，听你说怕冷就说你阳虚，听你说腰痛就说你肾虚，摸到弱脉就说你气虚、血虚、脏腑虚，我偌大一中华似乎遍地衰人，难道他们这是要附和洋人的口舌说我们是东亚病夫吗？他们用药不再以中医理论为指导，而是在西医理论指导下开中药，什么抗癌的、消炎的、促排卵的、抗病毒的等等；他们忘记了中药的升降浮沉、寒热温凉、地域属性、采收季节、炮制方法；他们开方也变得奇怪了，不再是传统的认证遣方，而是胃病 1 号、妇科 1 号、胃癌 1 号方等。

我慨叹中医之殇，我在记忆中搜寻中医。逝去的中医之魂，我何处寻觅你的踪迹？记忆中曾经凝神静气、专心诊脉的中医先生，乌黑的药罐，扑鼻的药香……我不忍将你相忘于江湖！

破碎的青瓷，残败的梨花，问谁能复？我甚至大言不惭地感到了一种使命感，而且我觉得这使命感愈来愈强，以至于还没动手去写，我已有了些许敬畏。我敬畏生命的尊严，我敬畏医生这个职业。

几天前我接诊了一位肝窦状核变性的男孩，他骨瘦如柴，全身肌肉痉挛，活动受限，呼吸困难，鼻腔里插着胃管。他不能讲话，当他的家人诉说完他的病情，我给他诊完脉、开完药后，他费了好大的工夫拿左手食指在他妈妈给他摆好的平板电脑上写下了一句话：我只求能喝下一口水。然后又吃力地给我鞠了个躬，那一刻我震惊了。

从医那么多年，我经历了无数的生死时刻，却从没有过这一刻带给我心灵的震撼。这一刻我看到了生命的价值，它不在于辉煌灿烂，每一个生命都值得敬畏；我看到了人生的意义，它不是名垂青史，每一件微不足道的小事可能都值得感恩。那一刻净化了我的心灵，洗去了许多浮躁。以前每当下班后看到还有那么多要求加号的病人，我心里就会很急，会发火，我深深地为此忏悔！我祈求那些曾经被拒绝的人们原谅！

2 当肿瘤医生患了癌症之后

　　有了对生命的敬畏，我的话似乎又多了起来，我想劝说人们改变那些不良的生活方式，丢弃那些让健康受损害的不良习惯，我想指导病人怎样正确就医，怎样对待疾病，怎样合理用药，怎样养生保健。我更想与一些医生同行交流，我想对一些医生的观点提出批评，我甚至想骂一些医生，庸医！再加道德败坏。可是想想算了，我也不过是一个无名小卒，可能人家一张嘴就把我给灭了，还是明哲保身吧，做点实事，说说病吧。我觉得最迫切要说的就是肿瘤了。

　　我不是肿瘤专家，我是综合医院中医科的大夫，但由于我的病人多，号难挂，很多人不是太迫切就不找我看了，只有那些肿瘤病人才会想方设法挂我的号，所以我的病人中大部分是肿瘤患者，以至于我也被人算个肿瘤专家了，因为很多人认为我只会看肿瘤，所以我对肿瘤还是有些想法的。或者说我对肿瘤还是很有"斗争经验"的。

　　二十多年前，在我高考前的两个月我父亲被确诊了癌症，并在我高考前去世了。父亲临终前希望我能学医，能够治好像他那样的病人，解除癌症带给人的痛苦，包括死去的人曾经在病中经历的那些磨难之苦，也包括那些活着的亲人的思念之苦。这一点我深有体会，父亲去世后不久，我就到省城读书了，走的时候行李很简单，一个帆布书包，里面装了一件厚点的衣服，因为走的那一天下着雨，有些冷，但我却觉得那点行李无比沉重，因为我在包里还装了一张父亲病中的照片，面庞清瘦，到校后我就把父亲的照片压在枕头下，此后的一年多时间我几乎每天都会在梦里看到父亲，有时是他用那双长满老茧的手抚摸我的头，有时是我哭着四处为他求医。

悲痛之余我遵循了父亲的遗愿。进入大学后我就借来很多肿瘤方面的书来看，中医的、西医的、科普的，乱看了几年。读研究生时我选择了肿瘤方向，我通过努力系统地学习了西医肿瘤学的基础和临床，毕业这么多年一直在和肿瘤打交道。

肿瘤，肿瘤，似乎是一声声惊雷不时在我耳边响起。就在我写这一段的半个多小时内，我接到了我们医院里三位主任的电话，是想找我为他们的家人、朋友看病，都是肿瘤，一个乳腺癌，两个肝癌。这些年身边的熟人、亲戚、朋友、同事也有陆续传来患癌的不幸消息，经常遇到肿瘤患者或家人跪在我面前求救治的，临床上见过太多患者因查出癌症悲痛欲绝的，或者肿瘤患者复查发现复发转移后绝望的。

这些年与肿瘤斗争的过程中我发现很多问题，总是想把这些问题跟医者、患者、患者家属，还有健康人群讲一讲。目前临床上从肿瘤的预防，到肿瘤的诊断、治疗、预防复发转移等各个环节都有问题，有患者的误解、迷惑，也有医者的偏见与迷茫。

我曾经接诊过一位患者，他本人也是一位肿瘤医生，40多岁，主任医师，高学历，胃癌术后复发，按说他是肿瘤专家，对自己的病该怎么治应该心里有底，可每次来他都表现得犹豫不决，他总是问我还要不要再次手术，要不要放疗，要不要化疗。吃靶向药有用吗？生物治疗怎么样？某某扶正胶囊怎么样？某某胶囊（含有现临床上应用很普遍的一种中药抗癌成分）有用吗？某某颗粒（现临床上应用很普遍的一种抗癌中成药）有效吗？那时这些治疗几乎都用了，轮番上阵，我们已不是单纯的医患关系，已成了朋友，有时我也向他请教一些肿瘤方面的问题，我真的不好回答他，但看到他无助的眼神我只能说也许多一种治疗方法就多一分希望。说这话时我心中也是空荡荡的没有底气。

他的病情继续发展，最后一次见他时已极度消瘦，表情痛苦，呕吐，吃不下东西，口干，大便已很多天没解，他当时在用胸腺素等药增强免疫，还在服一种靶向药，还有两种中成药。这两种中成药都含有人参成分，性热，其中一种还有一些所谓的抗癌中药，这些中药破气、有毒。我当时已不能再顾及他是个肿瘤专家，我让他把所有的药都停掉，可以静脉能量支持，再喝点汤药扶正护胃为主，如果体质能恢复好点再考虑抗癌治疗，因为他很执着于抗癌治疗，认为只要能抑制住癌细胞，他的病就能好。我是这样说服他的，中医治病不同于西医治病，做个比喻就像是在炎热的夏季我们要消灭那些苍蝇、蚊子等害虫，西医的方法就好比是拿个苍蝇拍子或杀虫喷雾剂，见一只拍死一只，见一只喷死一只，可是你拍得完吗？杀得完吗？即使你今天把房间里的蚊虫、苍蝇杀完了，明天可能又会飞进来。而中医治病的方法就好比是治理环境，可以把整体的温度降到零度以下，或者把环境治理得干干净净，不给害虫生长的机会，那么这个房间就没有害虫了，今天没有，也不用担心明天再来了。所以在这个时候调理他的身体是最根本的。再说为什么要放弃那些药，我问他说增强免疫、靶向治疗在这时候能起到多大的作用呢？只是徒增痛苦。那些中成药就更没多大的作用了，而且药性热，并不适合他的体质，用中药一定要在正确辨证的基础上，而不是根据药品说明书。我有很多同学、朋友就在药厂，有的从事药品研发，有的从事市场推广，有的身居领导岗位，但药厂的人对于临床的事也算是隔行如隔山，所以很多国内厂家的药品说明书与临床并不十分符合，我们作为临床医生有时也会埋怨那些写说明书的家伙，明明一种药很适合临床某种情况，但是说明书上恰恰没有，甚至作为慎用或禁用。而有些药，尤其是中成药，明明不适合某种情况的临床实际，却偏偏说明书把它作为应用的首选，真是让人气愤。

我更是给他讲了懂得取舍的道理。我们学医之初，看到某个药能治某个病就以为自己掌握了治疗这个病的方法（就像现在很多中医爱好者一样，从电视讲座、网络文章或者其他媒体得知黄芪能补气，可增强免疫力，就如获珍宝，不仅自己以身试药，还会动员亲戚朋友都用，俨然他已成了医学大家，俨然他已获得了治病秘籍，这是多么的可笑，多么的无知！）后来又知道了其他的能治疗这个病的药，就以为自己很了不起了，以为自己比别人知道得多就比别人水平高。处在这个水平的医生开出的方子往往是将大批的药物罗列在一起，气势宏伟，浩浩荡荡，有的甚至将自己这样的方子提出个理论，让徒子徒孙们学习、揣摩，真是中医的悲哀！其实真正的中医在开方时应该懂得取舍，比如同样是疏肝理气的药，同样是清热解毒的药，没必要一个个罗列，只需要甄别最恰当的，而且对人体影响最小的药物。

这又像武林中的例子。初学武术的人总是想学新的招式，学了一招就认为自己可以用这招打人了，就想出去找人比试一下，结果被人揍了；再学，直到认为自己已经学得够多了，心中已把自己当成了武林高手，结果可能还是被人揍了，只能埋怨强中自有强中手，天外有天，人外有人。其实真的高手可能只是一下就克敌制胜，也看不出什么招式，真的是无招胜有招。而这无招才是真的招，那是武者天长日久的磨炼，以及无数招式的取舍，比方一个练习八卦掌的人一个掖掌就能使你败下阵来，他又何必再来个边腿或摆拳呢？那样既浪费了自己的体力，说不定还会露出了破绽被你抓住，自己用力过猛拉伤了肌肉也是可能的。所以高手的取舍是智慧，是最佳方案。

在我苦口婆心的解释下，出于对生的渴望，他采纳了我的观点。后来他一度好转，就又去做了两个周期的化疗，之后两年只是吃吃中药，也算是平静地走了。

一个肿瘤专家当自己处于疾病之时尚且那么无助，遑论那些普通人了；一个肿瘤专家面对肿瘤尚且那么迷茫，那些接诊肿瘤患者的普通科室的医生该怎样决策呢？因为不是所有的肿瘤患者都去看肿瘤科，他们散布于临床各科，所以每一个医生都应该能够给予肿瘤患者正确的指导。这就是我前面感觉到一种使命感的缘由吧。这里我又要大言不惭一回了，我想到了墨子的《鲁问》篇，他说：你到了一个人们不事耕作的地方，是应该独自埋头耕作，还是应该热心地教当地人耕作呢？独自耕作对人民有什么帮助呢？应该立足于教，让更多的人懂得耕作。我觉得我有责任把自己这些年关于肿瘤的一些想法说一说，或许有益于人们的健康，在关键的时候能否给那些肿瘤患者和他们的家属提供一点帮助也未可知。

3 *SIKAO AIZHENG*
中医能够治疗癌症吗

这是一个在临床上几乎天天被人问起的问题，很多癌症病人在被西医宣布已经没有治疗意义的时候，在他们走投无路的时候，往往会想到中医。每当这个时候我总觉得很难回答他们，如果说能治疗，我却不敢说我一定能让患者的病情稳定或好转，因为这样的晚期病人就是华佗再世也无能为力。如果我说不能治，我又怕他们接受不了那份打击，我见到过很多患者无助的眼神、伤心的泪水，因为中医在这时已成了他们唯一的希望。每当此时我多想表现出一个医者的担当，我多想向天借一份灵感，让我妙手回春，救苍生之危难。

我又想在此时为中医正名，捍卫中医的尊严！因为中医面临太多的质疑。这些天一则悬赏 10 万元让中医脉诊验孕的消息成了热门话题，我们本地的媒体也来采访我，让我对这件事发表一下看法。我觉得这挺无聊的，无论是悬赏者还是应战者都偏离了中医本身，中医诊病靠的是望闻问切，脉诊是切诊，仅是四诊之一，中医诊病是诊的证，然后根据这个证用药，这就是辨证论治。诊脉好的中医可以不用病人开口，大致说出其目前所苦，或是症状，水平更高的可以根据脉诊说出患者将会出现的症状，或判断患者容易患病的倾向，给予调理，这就是《黄帝内经》说的"上工治未病"。脉诊确实能够验孕，但只能算作雕虫小技，如果让一个不学中医的人训练一段时间摸脉，多摸摸孕妇的脉，那么他也同样可以脉诊验孕。姑且把这看作一场闹剧吧。

此外，还有太多来自西医的质疑。今天一个肺癌肝转移的患者对我说他可能来看这次病之后就很长时间不能来见我了，因为他要去做放疗，已经咨询过放疗科的医生，放疗科的医生告诉他放疗期间不能吃中药，因为吃了中药会让人上吐下泻，会把肝肾功能吃坏。其实这样的例子我每天都会遇到很多。在我们医院，甚至有的病人一给西医大夫提吃中药的事，大夫就会说"想死得快就吃吧"！

我真的猜不透一些人的心理，为什么要把护佑了华夏民族几千年的中医药描述得那么恐怖，假如你不怀着一颗感恩的心，你可以不去接受它，但请你不要亵渎它好吗？

我在这里想告诉大家中医能够治疗癌症，但需要一个不同于现在的肿瘤疗效标准。因为仅仅从缩小肿瘤或减瘤这个标准看，中医确实比不上西医的手术、放化疗来得快、疗效确切，但如果我们综合考虑患者整个病程的生活质量、生存期、尊严等方面，我觉得中医不会输给西医，前提是别让我们治疗的全是那些晚期失去治疗意义的患者。本来我们就是在进行一场不公平的比赛，好比去击落一架飞机，你们用上了卫星、导弹，我们用的是弹弓，还要让我们去打最先进的五代战机，你们去打飘在空中如靶子般的老旧的二代战机。

我不想埋怨质疑中医的人们，还是先管好咱中医自家的事，俗话说打铁先得自身硬，我觉得在回答中医能够治疗癌症吗这个问题之前，咱们首先要来问问中医能够治病吗？

所以我说首先要做一个会用中医看病的中医。看了这句话很多人会觉得莫名其妙，做一个会用中医看病的中医，这是我经常说的一句话，也确实是我多年在临床中的体会。多年前我作为学生时曾经写过一篇名为《中医学与金字塔》的小文章发表在《健康报》上，也曾经为中医药大学的学生做过一次讲座，名为《挺起中医的脊梁》，内容曾被朋友贴到网上。在这两篇文章中都表达了对时下中医临床现状的看法，现在的中医界不乏大师、教授、专家、博士、博士后，可是太缺少能用中医看病的人了。并不是说你能开个中药方子就算个中医了。

中国文化的学习很大程度上靠个人感悟，中医药作为中国文化的一个重要组成部分，要想学好它当然要有个人的感悟在里面，所以这一章我想谈谈我对中医、中药的感悟，作为例子向人们展示中医之神髓，但请您别误会，中医远不止这些。既然是个人感悟，那与教材就有些区别，有些个人观点与经验，可能会引起争议，但我是个临床医生，这些观点与经验来自临床大量病例的实践，不同于那些编书的学者们的观点，请读者清浊自辩。

提起中医，大家可能更熟悉《黄帝内经》。《黄帝内经》分为两部分，一部分是《素问》，一部分是《灵枢》。"素问"是什么意思呢？《黄帝内经·素问》以问答的形式讲了天地阴阳、五行八风、运气更迭、气交之变以及处于其中的人与之相应的常与变。素就是平素、本来的意思，在天地是日月风云之常，在人是生长壮老死之常。这和学西医是一样的，你一开始要学习正常人体解剖学、生理学等，然后才去学习病理的东西。做医生你就要熟知这个素，之后才能达变，发现病人的痛苦所在，从而对症下药。

熟知了这个素还不够，这些书本上的知识还远远不能满足你作为一个临床医生的需要，所以我常说做医生的，除了做好你的学问外，还要深入生活，尤其是中医，我也常常说中医就是生活。对于中医的理解与感悟很多都来自于生活实践中的细节。以前读《内经》知道冬天阳气潜藏，所以阳在内，夏天阳气宣发，所以阳在外，总认为自己理解了，懂得了。夏天人易患胃肠道疾病是因为阳在外，所以里面的阳气不足，要补补阳气，所以治疗夏季感寒伤湿而见霍乱吐泻、脘腹疼痛之症的藿香正气散中用了茯苓、白术等健脾祛湿之药，又有甘草、姜等温而助脾胃之药，至此以为自己对阳之在内、在外理解得很透彻了。后来一次偶然的机会与一位屠夫交谈，说到猪、羊、牛等，冬天杀的时候肠子内部脂肪多，而到了夏天，却是肠子外面的脂肪多，豁然开朗，脂肪中的热量多，而且有防止散热的作用。冬天肠子里的脂肪多，就会使在内部的阳热之气多于外部，而到了夏天，肠子外面的脂肪多，就会使里面的阳热之气相对减少。这使人体在夏天能更好地散热，但也使胃肠少了脂肪的保护变得更脆弱，所以饮食稍不注意就会导致胃肠疾病。这不仅使我对于阳气的理解又进了一步，而且对临床用药也大有指导作用，比如夏季用药就要考虑到脾胃之脆弱，尽量不要用那些对脾胃有刺激的药，即使用也要加些顾护肠胃的药。所以你做个好的中医不能光追求阳春白雪，你也要做下里巴人。如果你面对病人的时候满口尽是那些专业词汇和冷冰冰的学术观点，当然他们会很崇拜你学识深厚，但你和他们就有了距离，这距离会使你错过很多细节，而这些细节可能对你诊断、治疗他们的病很有帮助。

我曾治疗过这样一个女性患者，60多岁，近5年来反复发作上腹痛，泛酸，呃逆，口渴，伴腹泻，胃镜检查示慢性浅表性胃炎，多年来应用抑酸药、保护胃黏膜等治疗无效，用中药亦无效，检视其既往中药处方，大多是一些健脾养胃药，再按现代研究加一些制酸的药如海螵蛸、瓦楞子等。我接诊时问了她一些生活中的细节，比如在问诊时她否认有饮酒史，但当我问她能否想起初次发病的情况，患者说她在5年前发病时是因为一次聚餐吃了大量海鲜、羊肉，还喝了点黄酒，饭后出现了腹痛、呕吐、腹泻，当时到医院按急性食物中毒治疗，之后反复发作，每次发作似乎找不出明显诱因。我思之，该患者是由于热伤脾胃所致，故口渴，其复发应该和热有关，经询问患者恍然大悟，她每次发作要么是吃了羊肉、胡椒等热性的食物，要么是劳累操劳或在感冒后出现上火表现后。根据这些我大概已经知道她这个病是热邪所致，于是我又问她，是不是发病时大便很黏，臭味重，解大便后会舒服些，患者一一答是。这样就可以分析为什么她前面用了西药后不能缓解了，因为用药后她虽然不腹泻了，但热没有出路，所以不愈。而用了那些偏热性的中药不加重病情就是万幸了。我给这个病人用了黄连、蒲公英、板蓝根、黄芩等清火药十剂后就痊愈了，而且后来没再复发。

这里也顺便说说问大便。有很多女性患者讨厌我问这个问题，好像很丢人，有的人觉得她来看的这个病与大便无关，比如月经不调，她会拒绝回答我。甚至有些医生也觉得问大便挺无聊，有一次一位西医的主任带着熟人找我看病，见我看每个病人都问大便如何，忍不住笑了，问我们问这干什么，还说了句你们中医挺搞笑的。其实患者的大便对我们中医识病用药是非常重要的。因为我们的望闻问切四诊手段是不能看见病人的身体里面，那么这个从身体里出来的大便虽不雅观，却能给我们提供很大的帮助。比如病人解出的大便稀溏、颜色发青，我们说这是肝郁克脾的表现；颜色黄而臭味浓，我们说是脾胃湿热。对于新生儿问大便就更重要了，还要亲自看看病儿的大便和肛门，以了解其病之辨证属性。总的来说，大便可以为我们提供关于患者病情的寒热、虚实、属脏属腑、邪之属性等多方面的信息。

这又使我想起儿时的事情，那时我家有个邻居，当时他已经八十多岁了，我们都称他王爷爷，他是位很有名的兽医，也给人看病，而且看得非常好，村里人谁有点不舒服，就会找到他，然后按照他的指点到田边地头挖点草药煮煮喝了，病就好了。我们小时候经常围在他家门前，看他给牲口看病，一般是人家把牲口牵到他家门前，他坐在院子里那把用宽大的竹子做的椅子上，闭目养神，让人家牵着牲口来回走，他不时问一句，"拉了吗？"直到听到说"拉了"，他才慢悠悠地拄着拐棍走到那堆牲口拉的大便前仔仔细细地看看、闻闻，再找根小棍把大便翻开看看，然后说用某药。他的这一形象至今印在我的脑海中。老先生仅仅根据大便就可以断证诊病，真是让人佩服。

医生不仅要深入患者的生活去寻找病的来龙去脉，还要有自己的生活体验，光靠书上那点知识是不能深刻体悟到患者病症的表现。这就要求一个好的中医在日常生活中观察自己身体的变化了。一天之中你的身体的不同感觉你体会了吗？早上起来你是否神清气爽呢？你昨晚喝了酒，今早起来鼻子干吗？舌尖疼吗？小便黄吗？脚心热吗？春天来了，你的头发与冬天有什么不同呢？你还像年轻时那么爱出脚汗吗？……还有好多好多的问题你在自己身上观察了吗？中医给人看病用的是自己的身体，古人讲工欲善其事，必先利其器，我们自己的身体就是我们中医的器，所以中医看病首先要自己有个好的身体，这并不是要求你多么健壮，而是要求你的身体好用，只有自己的身体通透玲珑，才能用得得心应手。正如古人形容功夫高手那样，做到一羽不能加，临证时将彼身当自身看待，才能做到一邪相加便可知之，你才能感知患者的病之所在。要使你的身体好用，你必须熟知它，就像士兵熟知他的枪。

要做到这一点，还是要从做好中医这门学问入手。我在 2006 年读研回科室上班后不到半年就声名鹊起，坊间称我半仙、神医，似乎一夜成名，不少人开玩笑问我是不是得到哪位仙人的指点了。其实这些都是虚名，我的经验是多多读书，读经典、读杂书，当然都是中医的书，这样你才能把中医的理论通透，而不是信奉一家之言，鼠目寸光，所以我并不赞成什么中医必须师承的说法，更反对所谓的秘方、绝技，中医是门大学问，学习它要有大智慧，要下大功夫。我常常对身边的人讲，要想学好中医，必须把每天都当成高考前对待，还要耐得住清贫，我在读研时没工资，爱人下岗，孩子小，还要还房贷，一家人全靠借钱过日子，孩子看见别的小朋友玩玩具急得哭，所以我把这些都化作动力，拼命读书。

《黄帝内经》讲运气学说的七篇大论尤其是学问中的学问，我要求每一个跟我学习中医的人首先要学好运气学说。运气学说是讲什么的呢？很多朋友让我给他们讲讲运气学说，我总是告诉他们照着《黄帝内经》运气学说的七篇大论读三年，并且天天用心观察你周围的事物变化，比如天气、草木、河流、虫鱼花鸟等变化，再感觉你自己的身体每天有什么不同，并且注意这些变化与你所处的环境、节气、时令有无关联。我常说一个好的中医，他的人生就是草木人生，他的经络、腑腧能感知天地自然的细微变化，他的神魂气血随日月出入盈亏，宛如一棵草木，随天地自然花开花落，荣枯成岁。这样才真正做到了中医天人相应的要求。我写过这样的对联：感草木之春秋，共日月同晦明。

可是在临床上很多中医在给病人看病时却忘记了天人相应，变得与西医一样，什么都按西医的理论来。我这样说并不是我不接受西医，相反我很赞同中西医结合，我写了八个字作为我们的科训——"崇古融新，博采中西"，就是为了要把我们古老的中医学带到这个时代来，并使之能够随着时代的进步而进步。即使有的人想到了天人相应，却往往只想到了患者一面，而忘记了自身，天地自然的变化你自己都没有感知到是个什么样子，那还怎么谈把患者从天人相应的角度考虑呢？更谈不上辨证论治，也无法做到对症下药了。

著名形意拳一代宗师孙禄堂先生的高足白西园先生也是位中医，他有一段话论述形意拳的练习之道，我觉得对我们学习中医也颇有启发。他说："练形意拳之道，实是却病延年，修道之学也，余自幼年行医，今年近七旬矣。身体动作轻灵，仍似当年强壮之时也，并无服保养之物。此拳之道，养气修身之理，实有确据，真有如服仙丹之效验也。惟练拳易，得道难；得道易，养道尤难。"所以练拳术第一要得真传，将拳内所练之规矩，要知得的确，按次序而练之。第二要真爱惜，第三要有恒心，作为自己终身修养之功课也。除此三者之外，虽然讲练，古人云："心不在焉，视而不见，听而不闻，食而不知其味"，就是终身不能有得也。就是至诚有恒心所练之道理，虽少有得焉，亦不能自骄。所练之形式道理，亦要时常求老师或诸位老先生看视，古人云："人非圣贤，谁能无过"，若以骄，素日所得之道理，亦时常失去。道理以失，拳术就生出无数之病来（即拳术之病非人所得吃药之病也）。若是明显之病，还可容易更改，老师功夫大小、道理深浅可以更正也。若是暗藏错综之病，非得老师道理极深，经验颇富，不能治此病也。错综之病，头上之病不在头，脚上之病不在脚，身内之病不在内，身外之病不在外，此是错综之病也。暗藏之病，若隐若现，若有若无，此病于平常所练之人亦看不出有病来，自己觉着亦无毛病，心想自己所练的道理亦到纯熟矣，岂不知自己之病入之更深矣。非得洞明其理，深达其道者，不能更改此样病也。若不然，就是昼夜习练，终身不能入于正道矣。此病谓之俗自然劲也。当写字用工入了俗派，始终不能长进之道理相同也。所以练拳术者，练一身极好之技术，与人相较，亦极其勇敢，到容易练，十人之中可以练成七八个矣。若能教育人者，再自己功夫极纯，身体动作极其和顺，折理亦极其明详，令人容易领会，可以作后学之表率，如此人者，十人之中难得一二人矣。练拳术之道理，神气贯通，形质和顺，刚柔曲折，法度长短，与曾文正公谈书法，言乾坤二卦之理相同也。

我们现在很多人学习中医其实也是入了俗派，动辄某病用某方，某症用某药，终生学医，终生行医，到头来靠的是自己总结或是学了别家的那几个方子，这样的人怎会医术有所长进，所长的不过是他的年龄而已，患者所信的也不过是他的年龄。

我曾在初冬时节接诊过几位女性患者，都是以手足凉为主诉，都在别的中医那里吃了若干付中药，不仅没有治好她们手足凉的毛病，反而出现了口干、舌红、小便热、尿频、尿急、尿痛的症状，观其方中皆人参、黄芪、鹿茸、阿胶、当归、菟丝子、巴戟天等补气血、壮肾阳之品。其实这样的病例我每天都要遇到很多例，从她们就医的经历中我知道那些医生见到这样的症状就说你这里虚、那里虚，用药全以补为法。这些医生就是入了俗了。所以学医者虽多，学成者寥寥，高手更是凤毛麟角。

要对症下药就要求医者对药十分地了解才能正确开方。前人讲用药如用兵，作为用兵之将，除了要深研兵法之外，还要对自己的兵很了解才能用好兵、打胜仗。作为一个中医大夫，《黄帝内经》就相当于你的兵法，而中药就是你的兵。可惜从古至今尚没有哪本书能以《内经》的体例和深度去讲解中药，虽中药书籍汗牛充栋，不过是医家或学者的经验之谈或编撰而已，达不到《内经》那个深度，不能使人对中药的本来面目有较深刻的感悟，形成了用药的混乱局面。同一味药，不同的著者、不同的医家有不同的说法，所以我渴望有一本《本草素问》问世，一统中药之江湖。

什么是中药？中药这个术语的出现，大概在清代的中后期，也就是有一百多年的历史，那么在此之前，我们国家传统用的这个药物统称为药。后来随着西方医药的传入，尤其是系统地传入以后，为了区别于西方的医药（医学和药学）和我们传统的医学和药学，所以人们把西方传入的医学叫作西医，把西方传入的药学叫作西药。相对来讲，我国传统医学就叫中医，传统使用的药物就叫作中药。有的人把中药理解为产于中国的药物，这种说法也有一定的道理。因为千百年以来，中药主要是出产在中国，这个是客观事实。但是从古代开始中国一直就有外来药，它们并不产在中国，比如乳香、没药，原产地是在东非的埃塞俄比亚、索马里等国家，在汉代末期、魏晋南北朝这个时期，由佛教把这两个药带到中国，当时不是作为药物使用，而是佛教作为一些宗教仪式使用，或者作为香料来使用，后来发现对于活血化瘀止痛有很好的疗效，慢慢地就成了中药。再如西洋参，它主要是产在美国、加拿大这些国家，我们国家过去不出产，也是近年来开始引种，像这样的情况在中药里面还比较多。也就是中药虽然主要产在中国，但是不完全是中国出产，有外来的药物。从另一个方面来看，出产在中国的药物，它也未必都作为中药使用，比如说现在常常用来治疗癌症的紫杉醇、喜树碱，来源于我们国家出产的紫杉或者喜树，从里面提取了有效成分，但是现在还没有作为中药使用，它也产在中国。所以中药主要产在中国，但不一定都产在中国，产于中国的药物也不一定都作为中药使用。另一种说法认为中药就是中医使用的药物，这也不完全正确，因为现在很多西医也在使用中药。还有一种说法，就是中药是天然药，把中药和天然药物等同起来。所谓天然药物是和化学合成药物相对而言的。中药当然绝大多数是天然药物，这一点是正确的，但是中药自古以来也不完全是天然药物，现在全世界都公认化学合成药的先驱是我们中国古代的炼丹术，那么最早把炼丹术当中的一些合理部分用于药物生产的是中医中药，所以中药自古以来，除了使用大量的天然物品以外，并不排斥一些化学合成品。在古代主要是一些矿物药，在先秦时期的一些文献上就记载了五毒之药，现代研究这个五毒之药就是一种人工合成的矿物药。那么目前在我们中药当中常常使用的，比如说铅丹、轻粉，这些都是属于化学合成药，中药里面从来不排斥它。所以它里面包含了一部分的化学药，不完全是百分之百的天然药。另外，在西药当中，尽管现在是以化学合成的药物为主，但是有很多西药也是属于天然药物的范畴。比如说最早的抗生素——青霉素，它就是来源于植物中青霉菌的提取，后来慢慢地再采用半合成，或者完全人工合成。另外，现代的一些生物制品，从分类来说，也是属于天然药物的范畴，所以天然药和化学合成药不是区别中药和西药本质属性的。现在一般教科书上认为在中医理论指导下认识和使用的药物叫作中药。那么这些理论是什么呢？

药有四气。中药有"气"，"气"是什么？《神农本草经》说："药又有寒、热、温、凉四气。"，"疗寒以热药，疗热以寒药。"药之"四气"便由此而来。

古人用寒、热、温、凉来诠释药的特性，是它的特色，这其中也充满了文化意味。中药的这种特性，被一一体现在每一味药中，因为它对于疗疾治病十分重要。对于寒病就要用热性药，对于热病就要用寒性药，这里药性与病性是相逆的，所谓相反相成，这就是药文化的一种具体表现。如果"以热益热，以寒增寒"，就会导致"精气内伤，不见于外"（《汉书·艺文志·文技略》），这是治疗上的严重失误。这种用药方法为"正治"，即常规治法。还有一种"反治"法，就是临床见的是热象，而却要使用热药，这种热当然是一种假象。临床上我们见过这样的病人，一个女性患者，70多岁，肠梗阻术后四十多天，因腹胀腹痛，一周未排大便再次入院，诊断为完全性肠梗阻，因患者体质太差不能再次手术，所以只能保守治疗，也请过中医会诊，给予成药四磨汤、汤剂大承气汤等治疗均不见效，转入ICU病房，我会诊时患者高热，昏迷，腹胀大，舌苔黄厚而腻，脉滑而大。从这些脉证来看完全是热证，可是患者手足凉，小便清长，结合患者不久前手术史，加之年过古稀，气血大亏，我认为她的热象是由于肠腑传化失职，水谷不下，酿而生热，手足冷为阳气虚，因四肢为诸阳之本，脾主四肢，脾之功能失职，故有上证。小便清长乃三焦水道无热之象。三焦为阳，相火周游其间。今小便清长足证三焦相火不旺。所以治疗当以补脾肾之阳为先，自可壮先后天之阳，也即补足先天肾阳，因相火内寄于肾，故相火得以补足，三焦得以温煦，自然通利，不仅利水道，也可助气机之畅通，利于肠腑通畅，后天脾阳充足，可以温煦胃府，助胃府消磨传化水谷，最终使梗阻通畅。当时因西医已经下病危通知，患者家属一二十人立于边上，我也不敢放胆用药，开了下面几味药：制附子5g，黄芪15g，炒白术20g，干姜6g，炙甘草5g，茯苓20g。第二天早上ICU医生告诉我那个患者吃了一次中药，夜间排了大便，人也清醒了。我也松了一口气。当天患者转入普通病房，我又去给她开过一次中药调理，后来痊愈出院。这就是"反治"法的临床应用。

药有五味。《神农本草经》中说："药有酸、咸、甘、苦、辛五味"。《尚书·洪范》曰："水曰润下，火曰炎上，木曰曲直，金曰从革，土爱稼穑。润下作咸，炎上作苦，曲直作酸，从革作辛，稼穑作甘。"这五味对人体有何作用呢？在《素问·宣明五气篇》中讲得明白："五味所入，酸入肝、苦入心、甘入脾、辛入肺、咸入肾"。药味不同，功效各异。酸味能收能涩，即具有收敛、固涩的功效。常用于体虚多汗、肺虚久咳、久泻肠滑、遗精滑精、遗尿尿频、崩带下止等证。苦味能泄、能燥、能坚，即具有清泻火热、泻降气逆、通泻大便、燥湿祛湿、泻火存阴等作用。甘味能补、能和、能缓，即具有补益、和中、调和药性和缓急止痛的作用。辛味能散、能行，即具有发散、行气、活血、开窍、化湿等作用。咸味能下、能软，即具有泻下通便、软坚散结的作用。常用于大便燥结、瘰疬痰核、瘿瘤、癥瘕痞块等证。

药有升降浮沉。指药物在人体内作用的不同趋向，它是与疾病的病机或证候所表现出的趋势或趋向相对而言的。升与降、浮与沉都是相对立的作用趋向，升指上升、升提，降是下降、降逆；浮是升浮、上行而发散，沉是重沉、下行泄利。凡辛、甘、淡，温热的药物多升浮；凡苦、酸、咸，寒凉的药物，多沉降。花、叶、皮、枝等质轻的药物多升浮，种子、果实、矿物、贝壳及质重者多沉降。临床应用时病位在上在表者宜升浮不宜沉降，病位在下在里者宜沉降不宜升浮；病势上逆者，宜降不宜升，病势下陷者，宜升不宜降。名医章次公先生是我很敬重的一位中医大师，我把他的名言"神仙手眼，菩萨心肠"作为我的行医座右铭，但是他有一段关于中药升降沉浮的理论使我不敢苟同，他在讲黄连这味药时是这样说："从旧说黄连可以泻心火、肝火、胃火、湿火几种证象研究之，黄连确能减低局部充血及消除局部发炎，若周身体温亢进之热性病，黄连无效。黄连既可以平肝胆上行之火，而治头晕头胀，目痛目赤，人将疑黄连苦将之说为有据，其实上部充血，黄连能减低之，上部炎性症状，黄连能消除之，则诚含有降字意味。然于降字实际，仍属无关，故升降浮沉之说，不可信也。"次公先生在此以西方医学的观点去理解中药，否定了中药升降沉浮的理论，这真是美玉之瑕疵，可知先生亦受西学之影响，部分地拘泥于西医思维而忘我中医祖训，也难怪当今之中医西化了。其实从我的临床经验来看中药升降沉浮的理论还是真真切切的。比如柴胡这味药，它有疏肝理气之功，但它的性是升浮的，故可升阳动火，我自己临床上曾有这样的经验，也看过好多别的中医治过的病人，本来治的是别的病，比如慢性胃炎，有的病人方子中用了柴胡，没几天病人就感觉咽痛，甚至发起了烧，到西医那看了是扁桃体炎。经历得多了，我总结出了这样的结论，柴胡升阳动火使病人上火了。所以现在我用柴胡就很谨慎，在严格辨证的基础上用药，柴胡另包，告诉病人如果感觉有上火现象就不要加柴胡了，这样就很少出现这种情况了。用成药也是这样，比如我们现在临床上治感冒常用的正柴胡饮颗粒，里面有柴胡，一般我让病人最多用三天，三天还不好就要改用板蓝根冲剂等凉性的药了，即使还要用正柴胡颗粒也要同时服清开灵等以制其火，因为柴胡用久了会升阳动火。这是临床要切记的，但往往很多医生并没有认识到这点，感冒用了柴胡多日，原本只是打喷嚏、流鼻涕，几天后开始发热咽痛，咳嗽，没认识到是用药不合理，只认为是没能控制病情，以致加重，只好打水，用抗生素。还有的病人用了柴胡会出现烦躁不安，夜不能寐的现象，这是柴胡升阳动火的结果，也是药性升的一面的体现。那么降的一面如何呢？事实胜于雄辩，还说病例吧。一个有慢性气管炎的老年男性患者，由于将息不慎，外感发热后，咳嗽、咯痰、气喘加重，经用抗生素、抗过敏等药不见缓解，初次到我这里就诊给予中药化痰止咳，不见好转，第二次就诊在前方中加沉香、丁香以降肺金之气，服一剂药即感症状大减。一次偶然的机会与一位内家拳高手谈拳，听他讲阴升阳降之理，凡阳必阴来助方可不致练功偏差，凡升必降以辅才可成就功力，并观其身手，从而使我更加深悟中药之方当有升降之理存焉。

药有归经。指药物对于机体某部分的选择性作用，即主要对某经（脏腑或经络）或某几经发生明显的作用，而对其他经则作用较小，甚或无作用。归经是以脏腑、经络理论为基础，以所治具体病症为依据，总结出来的。喘咳、胸痛为肺经病变，治肺经病变的药物即为入肺经；胁痛、抽搐为肝经病变，治肝经病变的药物即为入肝经。形、色、气味，禀赋等不同，亦是药物归经的依据。辛、白归肺、大肠；苦、赤归心、小肠等，余脏可类推。

药方有君臣佐使。君臣本是一个政治术语，古代天子、诸侯都称君，辅佐君者称为臣，君臣有着严格的等级之分。古代药学家将它引入药物配伍组方中，成为方剂组成的基本原则。《素问·至真要大论》中岐伯回答黄帝关于"方制君臣"时说："主病之谓君，佐君之谓臣，应臣之谓使"，《神农本草经》说："药有君、臣、佐、使，以相宣摄"。明代的何伯斋更进一步阐释说："大抵药之治病，各有所主，主治者，君也；辅治者，臣也；与君药相反而相助者，佐也；引经使治病之药至 病所者，使也"。十分清楚地讲明了君、臣、佐、使之药的功能。君药是针对主病或主证，起主要作用的药物，按需要可用一味或几味；臣药是辅助。君药加强治疗主病或主证作用的药物，或者是对兼病或兼证起主要治疗作用的药物；佐药是辅助君臣药起治疗作用，或治疗次要症状，或消除（减轻）君、臣药的毒性，或用于反佐药；使药是起引经或调和作用的药物。诸药和合才能紧扣病机、愈病疗疾。

药物配伍有七情。按照病情的不同需要和药物的不同特点，有选择地将两种以上的药物合在一起应用，叫作配伍。配伍有七个方面，《神农本草经》称配伍为"七情"，"有单行者，有相须者，在相使者，有相畏者，有相恶者，有相反者，有相杀者，凡此七情，合和视之。"单行即单味使用，如独参汤，一味薯芋饮等。相须即性能和功效相似的药物配合应用，可增强疗效。如石膏和知母配伍以清热泻火，大黄与芒硝配伍攻下热结等。相使即以一种药物为主，另一种药物为辅，两药合用，辅药可以提高主药的疗效。如黄芪配茯苓治脾虚水肿，大黄配芒硝治热结便秘，石膏配牛膝治胃火牙痛等。相畏即一种药物的毒性反应或副作用，能被另一种药物减轻或消除。如半夏畏生姜，甘遂畏大枣，熟地畏砂仁等。相杀即一种药物能减轻或消除另一种药物的毒性或副作用。如生姜杀半夏毒，金钱草杀雷公藤毒，绿豆杀巴豆毒等。相恶即一种药物能破坏或降低另一种药物的某些功效。如人参恶莱菔子，生姜恶黄芩，吴茱萸恶甘草等。相反两种药物同用能产生剧烈的毒副作用。如甘草反甘遂，贝母反乌头，细辛反藜芦等。

药性有"阴阳"。"阴阳"本是中国古代哲学中的一个概念，它概括了天下万物相对的两种不同属性，大至宇宙天地，小至草木鱼虫的矛盾与对立、共性与个性，无不尽在其中。《神农本草经》说："药有阴阳配合，子母兄弟。"后世医药学家多用"阴阳"来阐释药理。金代医家李杲在《东垣十书·汤液本草》的"药类法象"一章中说道："温凉寒热，四气是也。温热者，天之阳也；凉寒者，天之阴也。此乃天之阴阳也……辛甘淡酸苦咸，五味是也。辛甘淡者，地之阳也；酸苦咸，地之阴也。此乃地之阴阳也。味之薄者，为阴中之阳，味薄则通，酸苦咸平是也；味之厚者，为阴中之阴，味厚则泄，酸苦咸寒是也。气之厚者，为阳中之阳，气厚则发热，辛甘温热是也；气之薄者，为阳中之阴，气薄则发泄，辛甘淡平凉寒是也……气味辛甘发散为阳，酸甘涌泄为阴。"通过阴阳，既阐释了药之特性，又阐明了药之功效，具有高度的概括性和规律性。

药性有五行。这里引用唐容川的一段话，可谓精辟。蛇形长是禀木气，行则曲折是禀水气，在辰属巳，在象居北，在星象苍龙，总观于天，知蛇只是水木二气之所生也。蜈蚣生于南方干燥土中，而味大辛，是禀燥金之气所生。蛇畏蜈蚣者，金能制木也。蜈蚣畏蟾蜍者，以蟾蜍禀水月之精，生于湿地，是禀湿土之气所生，湿能胜燥，故蜈蚣畏蟾蜍也。蟾蜍畏蛇，则又是风能胜湿；木能克土之意。

可是这些理论远远不能道出中药的真谛，远远不能发挥中药愈病疗疾之功能。人生天地之间，天地之阴阳运气作用在人身上，阴阳二气生男女之身而化气血，五运五行而生五脏，六气而生六腑，人身本就一小天地，这就是所谓天人相应，人得天地之全气。而人之外之物仅得天地之偏气，所以人为万物之灵。正因如此，正可以物之偏气疗患病之人，以调其脏腑气血之偏胜偏衰，正如以杵入臼，合辙方能消磨其物，于人才能补其虚祛其邪。为此必须将中医的理论融合进对中药的认识与体悟当中，正所谓格物致知。也就是我所说的"感草木之春秋，共日月同晦明。"只有如此才能对每味中药的禀赋有深刻的感知，在对病人病机正确把握的基础上以之治病疗疾才能效如桴鼓，宛如去污拔刺。举个简单的例子，假如病人身上长了湿疹或疥疮之类的皮肤病，我们就会想到可以用白鲜皮这味药，因为很多中药书上都记载此药有清热燥湿，祛风解毒之功，用于湿热疮毒、黄水淋漓、湿疹、疥癣疮癞、风湿热痹、黄疸尿赤。

可是你怎么能够知道它有这样的作用呢？当然你可以说看书就可以了，可是书上的东西就一定是正确的吗？前面说了很多中药书不过是医家或学者的经验之谈或编撰而已，也有是现代西医的研究结果，那就更不能说是这味中药的本来作用了，只能是中药西用，这就好比把冰箱作空调用，道理智者自悟。要知道这味药的功用就要对这味药有所认知。白鲜皮生于山地灌木丛中及森林下，山坡阳坡。其叶呈羽毛状，茎株有绒毛。如果你走进山间灌木丛或森林中，体会一下那个环境，潮湿阴暗，白鲜皮叶呈羽毛状，加上茎株有绒毛，所以有祛湿之功，可使其不致茎叶腐烂；山坡阳面多日晒风吹，又可防止其叶面被风吹日晒而枯萎，有清热祛风之功。这就够了，湿疹或疥疮从中医的角度看多是风、湿、热所致，这味药能祛湿、能清热、善祛风，正可以治疗前面那个症。而防风、羌活、独活等药，书上记载及现代研究也可治此病，但我从临床实际出发可以负责任地告诉大家这些药基本无效或多可加重病情。因为这几味药性温热，又有发散的特性，用于前面那个症无异于火上浇油。尤其对于过敏体质的患者，更是会加重病情。一些中医，尤其是一些老先生没有认识到这些，用药后病情加重反美其功，说是把病人体内的毒发出来了，其实多数是过敏了或过敏加重了。

我在临床上用药讲求的是以药之象对人之象。这是什么意思呢？一次在查房时我给科里的大夫讲了黄芪和白术两味药在健脾方面的不同，大家听后很受启发。

首先说说人之象。我们在面对病人时通过望闻问切四诊知道了病人哪里不舒服，知道了他的舌象和脉象，然后进行辨证，还可以结合现代医学的检查手段知道病人的病，这就是辨证与辨病结合了。但我总觉得这样算不上一个好中医，因为在前面辨证的基础上去选方用药还是离不开书上讲的那些中药理论。我并不是说书上讲的东西就不对，我只是认为书上讲的可能不是中药本来面目。而且辨证也不一定正确，正确了也不一定精准，精准了也不一定选对药，所以很可能疗效很差。

有一个女性患者五十多岁，她的症状是反复头痛二十多年，近三个月加重，伴有失眠、烦躁，头颅和颈椎都做了磁共振检查，没什么问题，血脂、血黏度、血压都不高，吃了西药没效果，就找了我们当地一个很著名的八十多岁的老中医看了，吃了五十多剂中药，不见缓解，反而加重。后来找到我，我第一次给她开了七天的药，两个多月后她又来找我，说吃了那七天的药头就没再疼过，想再服药巩固一下，但两个月才挂上号。她问我她的头痛是什么原因，还会再犯吗？我告诉她头痛从中医的角度讲是由于肝阳上亢所导致的，要再吃中药把身体调理一下，使之不再肝阳上亢，否则头还会再痛。她说前面的中医大夫也说她是肝阳上亢，她也在网上查了什么是肝阳上亢，前面的大夫给她用的都是平肝潜阳的药，却不见效，我却没给她用那些药。跟我学习的一个医生也有同样的疑问，下班后他就问我其中的道理。我告诉他我虽然也是应用了中医的辨证体系，那其实也是为了病历书写的要求。说心里话我其实不太认可中医现行的辨证方法，也算是百家争鸣吧，请允许我这一家的存在。无论是脏腑辨证、气血辨证、八纲辨证、卫气营血辨证，还是六经辨证，我觉得都不能说一家之言以框天下，难道我就不能有新的辨证识病的方法吗？我不是一个善辩者，有时遇到有些中医向我发难，说我不是中医，我也不去争辩，我就说我这是第四医学，不是中医，不是西医，也不是中西医结合。其实我自己心里坚强地认为自己是个真正的中医，我坚持中医望闻问切的诊病方法，我用中药去治病，而且我的疗效有目共睹，我能在数月内由一个刚毕业的中医小辈得到百姓的认可，一号难求，让我们科在短短几年内由几乎被院里撤科，到现在发展壮大成重点学科，难道还要用语言去证明吗？这个病人按照现有的中医辨证方法属于肝阳上亢千真万确，选的方药也是平肝潜阳的，只是疗效差了很多。这不就是我前面说的辨证精准了，也不一定选对药吗？如果把那位老中医看病开方作为一场百分制的考试，我认为他至少得了九十五分以上。我的另一个学生常常看了别的中医开的方子感叹说"方子开得真漂亮，简直就是教科书，辨证、选方、用药都和书上一样，怎么就没效果呢？"这个病例就是这样的情况。我给这个病人用的药很简单，就是金银花、黄芩、枳壳、郁金、厚朴、瓜蒌皮，那位老中医用的是天麻钩藤汤和镇肝息风汤，如果让一个中医来看我这个方子肯定会认为不伦不类，既然辨证为肝阳上亢为什么不用平肝潜阳的方子，为什么不用平肝潜阳的药呢？用的方子没有出处，远远比比上后者系出名门，乃千古名方。后者二方相合，洋洋洒洒一张纸，浩浩荡荡几行天书。我给这位学生讲，你去摸摸这个病人的脉，你的手指轻轻放在她的皮肤上就能感觉到它的搏动，随着你指上的力越来越深（这里不能用大），你会感觉到脉的硬度渐渐增大，再渐渐变软（注意是由大变软，而不是小），整个过程就好比把你的手放在一个吹起但又没吹得太足的气球上一样，摸到这时你的脑子里就应该是这样一个象，这就是这个患者当时的象。所谓的人之象，就是这个象才使她有了那些不舒服，那我要让她摆脱这些不舒服最好的方法就是使她那个象消失。面对那个气球怎么办呢？很简单啊，我拿个东西戳破它不就行了。那这个象在人身上我怎么办呢？分析一下看，她之所以有那样的象，是因为她的脉管中的气相对于血是有余的，气有余便是火，所以我就用金银花、黄芩清她的火，再把多余的气泻掉，用上枳壳、郁金、厚朴、瓜蒌皮不就行了嘛。当然这些药也可以随便换，只要与她的象符合就行。

正因为我用药没有固定的选择，所以处方千变万化，想到哪个药就用哪个药，有时一个半天总用那几个药，弄得药房的人总去库房领药，或者是他们看我老是用某个药，就领了很多，结果后面我就不再用了，结果就是很生我的气，因为大家都习惯了老中医们一辈子就用那几个方子，药不变，量也不变，抓起药来得心应手，没遇到过我这么善变的。

为什么老中医给她用了很对症的平肝潜阳的方药却不仅不见效，反而加重了症状呢？这就引出了下一个问题。

什么是药的象？其实这个问题前面已经说了，就是说白鲜皮这味药的时候说的，只不过那是偏重于讲中药的"素"，这里再更明确地讲讲。说说老中医方子中的一味药吧。这味药就是钩藤，钩藤始载于《别录》，原名钓藤。为茜草科植物钩藤或华钩藤及其同属多种植物的带钩枝条，攀援钩藤状灌木，高可达 10 米。一般现代中药书上认为它的功能与主治是甘，凉。归肝、心包经，息风定惊，清热平肝。用于肝风内动，惊痫抽搐，高热惊厥，感冒夹惊，小儿惊啼，妊娠子痫，头痛眩晕。古人的描述大致如下。

《别录》：主小儿寒热，惊痫。《药性论》：主小儿惊啼，瘛热壅。《本草纲目》：大人头旋目眩，平肝风，除心热，小儿内钓腹痛，发斑疹。《本草征要》：舒筋除眩，下气宽中。《本草述》：治中风瘫痪，口眼喎斜，及一切手足走注疼痛，肢节挛急。又治远年痛风瘫痪，筋脉拘急作痛不已者。《本草汇言》：钩藤，祛风化痰，定惊痫，安客忤，攻痘之药也。钱仲阳先生曰：钩藤，温、平、无毒，婴科珍之。其性捷利，祛风痰，开气闭，安惊痫于仓忙顷刻之际，同麻、桂发内伏之寒，同芩、连解酷烈之暑，同前、葛祛在表之邪，同查、朴消久滞之食，同鼠黏、桔梗、羌、防、紫草茸发痘之隐约不现也，祛风邪而不燥，至中至和之品。但久煎便无力，俟他药煎熟十余沸，投入即起，颇得力也。去梗纯用嫩钩，功力十倍。《本草正义》：钩藤，自《别录》即以为专治小儿寒热，弘景且谓疗小儿，不入余方。盖气本轻清而性甘寒，最合于幼儿稚阴未充、稚阳易旺之体质。能治惊痫者，痫病皆肝动生风，气火上燔之病，此物轻清而凉，能泻火而能定风。

古今医家大致都认为它能够平肝潜阳、清肝火、息肝风，我总觉得大家都是人云亦云，顺大溜，有几个是自己的真心体验呢？大概古人也如今人写书、作论文一样，擅长借鉴，我可没说是抄袭啊。但也有些许明白人，或许是真在临床上下了功夫的，如清代陈士铎的《本草新编》：钩藤，去风甚速，有风症者必宜用之。但风火之生，多因于肾水不足，以致木燥火炎，于补阴药中，少用钩藤，则风火易散，倘全不补阴，纯用钩藤以祛风散火，则风不能息，而火且愈炽矣。读到这里，我想有中医基础的读者，也许能知道咱前面说的那位头痛的女性患者为什么服了那些平肝潜阳的方药后不仅头痛不减反而加重的原因了吧，是用了钩藤的原因。因为这个患者已是天癸已竭之年，肾水不足，钩藤应用不当会加重肝阳上亢。那位又会说了人家不也用了镇肝息风汤，那里面有很多补阴药呀，如天冬、玄参、龟板等。问题是出在老先生那个用量上，我看了下他把钩藤用了 20g，人家陈士铎可是交代了要"少用钩藤"啊，钩藤这轻轻之品用了 20g，那可不能叫少用啊。

那又是为什么用了这一味对于肝阳上亢算是很对症的药却又加重了病情呢？咱们在这儿抛开书上的、古人的、今人的说法，听我给你讲讲这个钩藤的药象。钩藤是攀援钩藤状灌木，高可达 10 米，这说明它有一种向上的长势，体现在它的象上就是上扬之象，所以能够往上走，治疗上面的病，又由于它的入药部分是带钩枝条，曲直二象皆具，木性曲直，故钩藤最入肝经，所以它有循肝经而上的作用，以之疏肝理气最妙不过。《红楼梦》里有一段薛蟠之妻夏金桂不听薛宝钗好言相劝，借酒发疯，大吵大嚷，气得薛姨妈怒发冲冠，肝气上逆，"左肋疼痛得很"，宝钗"等不及医生来看，先叫人去买了几钱钩藤来，浓浓的煎了一碗，给母亲吃了"，"停了一会儿，略觉安顿"。薛姨妈"不知不觉地睡了一觉，肝气也渐渐平复了"。当然它的作用还有很多，但总离不开它的上升之性。本来那个病人就是肝阳上亢，气血有上冲之势，造成了她头痛不愈，你再用这么个中药给她往上一推，不加重才怪呢。反正我在临床上遇到过很多因钩藤这个上升之势造成的使病情加重的例子。有一个女性患者也是五十多岁，也是头痛，伴有头晕，一个中医大夫给用的也是前面的方子，结果吃了几天后头痛、头晕加重，伴有一侧瞳孔散大，到眼科一查，说是埃迪瞳孔。我当时考虑是钩藤所致，让她停服前面的药，给她开了几天的中药，来复诊时她说吃了几天药前面的症状缓解很多，觉得前面的大夫开的药挺贵的，还剩那么多，丢了可惜，就又煎了一剂吃，结果又加重了。

说了人的象和药的象，为了加强大家对药象的理解，再回头讲讲黄芪和白术在健脾方面的不同。黄芪主产于我国北方地区，以内蒙古自治区为主，其土质肥厚，黄芪之根很深，可吸地下之水以荣茎叶，所以它有一个向上吸引的势。好比一人内急，欲大便而不得，只能腹气内收，后阴紧锁，以防人前颜面尽失。故可用于脾虚而有下降之势者，如脱肛、腹泻等属脾虚者。白术原产东南之地，以浙江地区为主。《黄帝内经》认为地不足东南，东南之地土薄水多，故白术之性善燥湿，好比一人腹泻，总想排之却又排之不尽，一遍遍去厕所，当然这种感觉又不是痢疾的里急后重感。如能望见其肠内，必是肠壁水分较多，为脾虚不能运化所致。所以白术用于脾虚湿停者。

虽然我只是举例说明学习中医之要道，但是你如果能够按照我前面所说的这些方法去学习、去思考、去感悟，相信经过一番磨炼你会有醍醐灌顶的感觉，这就是所谓的开悟吧。用张仲景的话就是"若能集余所思，则思过半也。"

4 中医怎么治疗癌症

前一章我花费了大量的语言去讲如何做一个会用中医看病的中医大夫，似乎并没有回答中医能否治疗癌症这个问题，其实我觉得写到这里我已经无须回答这个问题了。因为我讲了中医看病其实是在治那个生病的人，而不是以病为主要目标，应用的是中医的整体观、辨证论治，就是通过望闻问切的四诊技能辨清病人的象，再结合药的象，这样病人需要我们解决的问题就能够解决了。所以在这里我可以肯定地回答提问的人们中医能够治疗癌症，关键的问题是我们怎么去认清肿瘤的象，换句话说就是我们怎么从中医学的角度去认识肿瘤，更重要的是要建立真正能够解决问题的中医肿瘤学。我这样讲可能又要得罪一批人了，因为他们会说人家早就建立了系统的中医肿瘤学，从理论建立，到相关基础研究、治疗肿瘤的药物研究，以及中医肿瘤临床都取得了可喜的成绩。但我是一个特别讲究实用主义的人，不管你那些理论、研究进行得有多么深入，但我认为目前中医药在肿瘤的治疗上其实还是难以拿出让人信服的疗效。其实我觉得现在的中医肿瘤学还是处于百家争鸣的时代，那我不妨也来凑凑热闹吧。所谓争鸣，必然有不同的观点，纵然文人相轻，但咱们大家都是为了治病救人，所以我希望大家看了我的书不要骂人。

　　的确，中医学很早就有关于肿瘤的论述，但真正系统开展肿瘤的研究是在新中国成立后，并逐步建立了中医肿瘤学。中医肿瘤学立足于中医药基本理论，并结合现代医学技术来认识恶性肿瘤的病因、病机和致病特点，研究中医防治恶性肿瘤的有效方法，并建立可靠的疗效评价体系。中医肿瘤学的内涵，包括肿瘤的病因、病机、致病特点、辨证技术、治疗思路和处方原则。中医药对于肿瘤的预防和治疗具有重要作用，其表现为提高肿瘤患者的生活质量、提高放疗和化疗的疗效、有助于控制化疗后骨髓抑制、减轻消化系统反应、减轻放射性炎症及对周围神经毒性的预防和治疗有积极的作用。此外，对于预防肿瘤的复发与转移、抑制或稳定肿瘤的发展、延长患者的生命使患者带瘤生存、减轻癌症患者的疼痛有很好的效果。

　　当然也有一些专家学者提出了自己独特的理论，也取得了一定的成果。有肿瘤专家将临床肿瘤病复杂的症状、体征、检测所见，结合中医的四诊八纲、理法方药，分为四大类型。在辨证方面，按病因、病机、病理、病症归纳为"毒热蕴结型、气滞血瘀型、痰凝毒聚型、脾肾双虚型"，根据分型分别立法"清热解毒法、活血化瘀法、软坚散结法、补益脾肾法"。选方药上既选古方，又采今方；既有经验的药物，又有药理实验筛选之抗癌有效药物；既有荡邪之类，又有扶正之品，根据病情攻补兼施，各有侧重，开出整体观念、辨证与辨病中西医结合的药方。有学者认为肿瘤主要是气血痰毒郁结积聚所致，其中气血郁结多为主因，痰血毒积聚是结局，相互作用，相兼为病；要辨病用药，也要辨证（阴阳、病灶所在经络脏腑、舌脉、标本缓急、整体与局部）用药。也有人认为肿瘤的辨证施治规范形成始于《伤寒杂病论》，鲜明地提出其六经、八法是现代中医肿瘤治疗的绳墨；倡放射反应和放射损害属火邪热毒论，治疗关键是养阴保津、祛邪消瘤等，积极发展和补充了温病学说；善用从痰论治和以毒攻毒治疗肿瘤，认为痰饮是多数癌症的致病因素，常夹六淫、瘀毒为患，形成风、寒、热、燥、老痰和痰核、痰癖、窠囊等，须辨别孰轻孰重而论治；治疗晚期癌瘤虚中求实，重健脾补肾，寓攻于补。有人认为肿瘤为全身性疾病的局部表现，病情复杂，虚实寒热兼夹，临证常用扶正培本为主，配合疏肝理气、活血化瘀、清热解毒、软坚散结、化痰除湿和以毒攻毒治疗。扶正培本在应用时必须通过多方辨证弄清虚在何脏何腑，属阴属阳，及其性质，然后根据病情早晚、病程长短、体虚程度、性别年龄等情况分别进行调治。有人坚持中医理论在抗癌临床中的运用，尤重视经方的运用；对手术时机有明确的把握，首先考虑外科手术治疗，不排除化疗、放疗、介入等新疗法合理运用，但坚决反对过度放疗和化疗，同时也十分重视癌病人生活质量的提高；中医药治疗重在扶正祛邪，前者重在补益气血、培补脾肾，后者十分重视病邪由二便而排，多配合中医导引、食疗、TDP红外线热疗、针灸、膏药外敷。有人提出癌症与其他慢性病一样本质皆为寒凝诸症，只是堵塞程度更严重，已危及生命，不可误认为热毒，妄用清热解毒药，也不可一味温平，贻误治疗时机，治疗之急在于疏通，治疗之本在于"扶补阳火、驱除阴邪"，治疗之要则在于辨证施用大通大补之法，常用自制药排毒助力粉和五味还魂散。有人认为肿瘤的病因主要在于七情、饮食、劳倦因素，而脏腑精气亏损为内在发病因素，在癌症治疗中缓解症状非常重要，通过药物调整病患的饮食、二便、睡眠、使病患感到舒服，是增强机体免疫力，抗复发、转移的关键，在辨病基础上处方用药宜加具有针对性的抗癌药物，活血药不宜过多。有人认为，情志抑郁，肝气郁结是乳腺癌一个重要的致病因素，治疗从肝入手，以疏肝养肝为主，常以柴胡疏肝散为基础方加减，在临床各证型配伍使用，取得良好的疗效。有人提出"癌为阴毒"，主张用温阳化积治疗肿瘤；主张脾肾同补，健脾法要贯穿整个治疗过程，肿瘤的发病与肾气亏虚有直接关系，对于中老年肿瘤不管有无明显肾虚症状都配合补肾法；以肝为枢，行滞散瘀；以虫类药攻毒散结。有人强调在恶性肿瘤的治疗过程中，应以癌毒为主要着眼点，创立了石见穿、猫人参、薏米仁等组成的解毒方，临床治疗肝癌、肺癌等恶性肿瘤，屡起沉疴。有人提出"癌状态论"，认为"阴阳气不相顺接"是癌的病机基础，"耗散"是癌的病机转化关键，气滞血瘀痰凝是"癌"的病机外在表现，并提出了肿瘤治疗的新法则——固摄法。这种理论遵古而不泥古，古为今用，将肿瘤的病因病机治疗等复杂化统一起来，是中医药抗肿瘤研究的创新点。有人认为无论何种癌症，其病机特点是正气亏虚，邪毒未尽，所有癌症患者皆为正虚邪恋，虚实夹杂，但正虚和邪实之间尚有主次之分，临证当须仔细辨别。整体治疗以扶正为主，同时还应注意对于癌症病灶生长的部位，除了本脏、本经、本腑功能异外，也可能导致其他脏腑经络的失调，因此还应根据中医理论，以表里、生克等原则来指导治疗。局部治疗以辨病治疗成分多，与整体治疗相辅相成，密不可分。已故中医肿瘤专家孙秉严治肺癌经验丰富，疗效肯定，始终抓住邪毒淫肺为标、肺脾气虚为本的病机特点，恒以验方"化毒片"、"化坚汤"、"肺癌汤"加减辨证论治。王根民、王孝良归纳了中医对肿瘤转移的认识，包括：①中医传舍理论；②耗散病机假说；③"痰毒流注"病机假说；④"治未病"——阻止"转移前环境"学说；⑤内风学说。

　　我向每一位为中医肿瘤学说做出贡献的专家学者致敬，我也要把我的观点说一说。

　　今天下午看到一个肿瘤患者，六十多岁，他得的是肺癌，已经化疗六个周期，但复查显示化疗没起到什么作用，肺部肿块有所增大，就诊时咳嗽、胸痛。他说化疗了六个周期没见到效果，呼吸科的医生说他对化疗不敏感，于是咨询了省内好几家大医院的内、外科专家，大多数专家的意见是手术切除。但是他又有很多顾虑，怕手术中出危险，怕手术切除不完全，怕手术后身体太差等，所以他还没决定做不做手术，今天找到我，想通过中医来治疗，问我中医治疗能起到什么作用。我听出他的意思是想通过中药使他肺部的肿瘤消失或减小，从而彻底治愈他的肺癌。出于自我保护，我告诉他中医治这个病只能延长生命、改善生存质量、带瘤生存。其实这都是套话，西医也能做到这些，但现在的医疗环境、医患关系的恶化，使我心有顾虑，不能给他什么承诺。他听后很失望，我也很无奈。我在想，现在的医患关系那么紧张，搞得医生处处自保为先，谁敢放心去开展高难度、高风险的治疗呢？最终损害的还是患者的健康。

　　其实我也遇到过单纯用中药治疗癌症取得使肿瘤明显缩小从而控制肿瘤的例子。2007年的时候，我接诊过一例肝癌患者，是一个五十多岁的女性病人，她当时肝脏有一个巨大占位，直径约 9.8 厘米 ×9.0 厘米，AFP900 多，由于她有肝硬化基础，当时肝功能较差，大量腹水，所以当时西医建议保守治疗，认为患者只能存活两三个月。她当时找到我吃中药，经过十个月的治疗，复查发现她肝脏内的占位只有 1.5 厘米 ×1.4 厘米大小，AFP 也降到了正常范围，肝功能基本正常，腹水少量。于是她的家人听从西医的建议，到一家医院接受了介入治疗，可是术后肝功能迅速恶化，腹水难以控制，一个多月就去世了。

这段时间有一个在我这里就诊的男性患者，六十多岁，两年多前查出的肺癌，放弃了西医治疗，一直服用中药，并用我们自制的膏方外用，复查 CT 显示肿瘤由原来的直径 10 多厘米，缩小至 6.8 厘米，之前咳嗽、咯血、胸痛等症状均消失，体重增加十公斤左右，精神体力都好。但是当时是盛夏酷暑，他认为肿瘤都缩小了，就是好了，中药也难喝，天气又那么热，所以停了三个月中药。再复查 CT 显示肿瘤又增大至直径 7 厘米左右，他害怕了，立即找到我要求继续服中药。

也有一些在服中药期间获得了肿瘤缩小的疗效，但难以断定是中药的作用。这些患者多数是曾经接受过西医的治疗，但是疗程结束后未见肿瘤缩小，后来服用中药见到肿瘤缩小，我不知道这是西药的后续作用还是中医的治疗效果，因为我曾经遇到过很多这种情况，包括肿瘤，也包括其他疾病的治疗，先是西医治疗没有效果，后来用了中药见到效果了，但这时往往会有西医说这是西药的后续作用，我真不敢说什么了。有一位肺癌的老太太，今天已经通过熟人找到我让我最近几天给她加个号，要来复诊，她们家的人现在对中药奉若神丹，因为老太太做了几个周期的化疗，不仅肺部肿块没见缩小，而且人快不行了，身体极度虚弱，食欲差，精神体力都很差，就不再化疗了，想吃吃中药看看。经过两个多月的中药治疗，患者一般情况恢复较好，能吃能睡，体重增加了，也不咳嗽，没有胸痛、胸闷等不适，到三个月时复查 CT 发现肺部肿块明显缩小了，瘤标也下降了。

我有这样的切身体会，无论你是在强调中医药能够提高肿瘤患者的生活质量、提高放疗和化疗的疗效、有助于控制化疗后骨髓抑制、减轻消化系统反应、减轻放射性炎症及对周围神经毒性的预防和治疗的积极作用、预防肿瘤的复发与转移、抑制或稳定肿瘤的发展、延长患者的生命使患者带瘤生存、减轻癌症患者的疼痛，还是提出了各种各样的学说、观点，都不如能够有效地缩小实体瘤的病灶，迅速地降低瘤标更能让人信服中医药治疗肿瘤的疗效。

有一个宫颈癌的女性患者，五十多岁，术后、化疗后三年多，复查发现瘤标有好几项明显增高，甚至达到正常值的数十倍，我劝她服中药观察一段时间再复查，其实她身体各方面素质都很好，没有什么不适，影像学检查也没发现复发转移病灶的存在，但是她的家人还是不放心，咨询了西医的意见，于是进行了三个周期的化疗，非但没有使瘤标降低，反而使患者身体大受摧残，骨髓抑制，纳差，极度虚弱。后来改为服中药，两个多月后身体各项机能好转，瘤标也开始逐渐下降，这时患者开始对中药彻底信服。

在我的治癌理念中不是简单地调理身体，还包括提高肿瘤患者的生活质量、提高放疗和化疗的疗效、控制化疗后骨髓抑制、减轻消化系统反应等。前文说过我是一个实用主义者，我认为中医治疗肿瘤应该同西医一样，让人看得到你的效果，除了前面这些你应该做到外，你还应该像西医那样能够缩小实体瘤的肿块，能够降低瘤标。在我的治癌理论中，有两个核心的观点：一个是不治之治；一个是逃逸学说。

先说说不治之治。在说不治之治前，我们来复习一下不射之射这个故事。春秋战国时期，赵国首都邯郸有一个青年叫纪昌，他从小就梦想成为天下第一神射手。于是拜当地的名射手飞卫为师，飞卫告诉他，学射箭首先要学会不眨眼，能睁着眼睛睡觉，还要能把小的看成大的。纪昌回到家里盯着织布机的梭子练习眼功。两年后，练就了一套不眨眼的工夫，睡觉时整夜不闭眼睛，同时他又用头发系着虱子吊在窗口，成年累月观看，终于能把虱子看成马一样大。于是飞卫收纪昌为徒，十分赞赏他的射技，称纪昌为天下闻名的射手。纪昌对此并不满意，一心要成为天下独一无二的神射手。一次，他又与师父较量，依然不能胜过师父。飞卫告诉他，峨眉山上有一位甘绳老师，箭术高超，与自己相比真有天壤之别。纪昌就去拜甘绳老人为师。老人告诉他，使用弓箭这只不过是"射之射"而已。说罢，老人不用弓箭，却使苍鹰落地。甘绳告诉纪昌，这才是"不射之射"。纪昌在甘绳处学艺九年后，回到邯郸。他似乎变了一个人，飞卫才称他为真正的天下第一射手。从此以后，人们见到的是一个温和慈祥、与世无争的纪昌，他再也无心在众人面前炫耀，甚至已经不认识"弓"为何物。纪昌死后，邯郸城内的武士们都耻于张弓舞剑了。

记得以前曾经看过这个故事拍成的动画片，里面甘绳老师只是做了一个拉弓射箭的动作，既没有用弓，也没有用箭，但却使天上的苍鹰落于地下。其实在我的心中甘绳老师才是真正的天下第一射手，因为他虽然没用弓，也没用箭，但他确实射了，他最起码做了个射箭的动作，纪昌的射箭技术再高，也只是个传说，因为没人见他射过。

说了这一大堆，我只是想让您知道我所说的不治之治并不是来了一个肿瘤病人，我却不给人家看病，也不给人家用药，只是我在治疗肿瘤时并不打着治疗肿瘤的旗号，大呼小叫，在方子中尽遣蝎子、蜈蚣、壁虎、癞蛤蟆（蟾蜍）等一大队"毒兵烈将"，浩浩荡荡杀向病人的残败之躯，去治肿瘤这帮"腐败分子"的罪，结果往往是肿瘤还在，人没了；或者能见到几个效果好点的，也往往是肿瘤没了，人也没了。我所说的不治之治是说在给肿瘤病人治病的时候，我不仅仅要治他的肿瘤，我更要治这个人，这也是我常说的中医治生病的人，而不只是治病。不能一看到人家得的是肿瘤这个病，你就想到要给人家用那些所谓的抗肿瘤中药。

怎么理解治生病的人呢？这就是说你在给人家治病的时候不能只想到他那个病，你更要想到他那个人。病是生在那个人身上的，病人来到医院里，找你这个大夫给他治病，要你把他那个病拿走，你不能不管他那个人的事，硬生生地把人家那个病拿走，那虽不能称为人家的私有财产，但也不可以不考虑人家的感受任着你的性子来的。有时我思考这个问题，觉得在对待这个问题上中西医还真的不同。举个最简单的例子吧，一个得了病毒性感冒的人找到西医大夫，大夫会把抗病毒治疗摆在首位，如果伴有细菌感染还会加上抗菌药物，如果病人发热，会给予退热，如果呕吐，会给他止吐，如果因为发热或呕吐等导致脱水还会输液以补充体液。有的人认为这样就是在治病的时候考虑到人了，而不是简单地、单纯地去治病。其实我觉得这还是单纯地治病，因为你给他退热是因为他发热了，发热也算是病了（要广义地去看），你给他止吐是因为他增添了呕吐这个病。我所说的治生病的人是治那个人因为生病了所表现出来的证，这个证是病人的一系列症状、体征等经过中医大夫望闻问切四诊法得出来的。比如还是这个病毒性感冒的病人来到我的面前，我经过望闻问切认为是气虚夹有风寒外感，我治疗的时候会给他补气，同时给他用发散风寒的药。我要是辨证为风热感冒，那就得给他用发散风热的药；要是辨证为湿邪犯表，那就给他用祛湿解表的药，总之我不会因为他是病毒性感冒就给他用那些所谓的抗病毒中药，我的药是因人而异的，而不是因病而定。

现在信息技术发达，很多人有了病喜欢上网查查，对照自己的症状去下诊断、去买药，也有很多人加入某个群，比如癌症群，类风湿性关节炎群等，有很多人在网上上传一些所谓的治某些病的专方、秘方，还真的有很多人照方抓药，结果吃出很多问题来。我在门诊上曾看到一个女性患者，患有银屑病多年，在多家医院治疗效果都不好，就在网上和人聊天得到一个方子，说是能治愈她的病，结果就买来吃了，才吃了三天就感觉全身瘙痒，原来的皮疹全都变红、变大了，还有低热。我看她拿的那个方子中尽是些黄芪、人参、菟丝子、山茱肉等大补之药，她是服了这些药导致病情加重了，伴有皮肤感染了，所以才出现前面那些症状。其实她还是比较幸运的，有些人胡乱吃所谓的秘方甚至丢了性命。

曾有电视台的记者找到我，想让我讲讲冬季养生，现在电视、报纸等各种传媒充斥了各类养生节目和文章，让人目不暇接。进入冬季后，本地很多中医医院、养生机构、药店纷纷举办所谓的膏方节，宣传各种养生膏方，搞得我们这些没做宣传的中医科都忙于应付各种咨询，询问膏方养生的事。在老百姓的心目中，膏方似乎成了救命、治病、防病的灵丹妙药，都要吃膏方。这也不为过，关键是很多医院、养生机构推出的膏方完全失去了膏方的本来面目，不是由中医大夫经过望闻问切进行辨证，然后根据每个人不同的体质开出不同的处方，再交给膏方制作的师傅熬制，而是变成了千人一方，做好了成品，批量销售。这些方子中无非是一些阿胶、黑芝麻、人参、黄芪等补品，更名贵的就用冬虫夏草、鹿茸、鹿胎等。现在生活条件好了，鸡鱼肉蛋奶、山珍海味吃得太多了，又缺乏运动，加之食品、环境污染，体内本就热毒内蕴偏多，再加上这些大补、滋腻、燥热之品，真的是无异于火上浇油。我很反对这些做法，作为医院、养生机构、药店，赚钱固然重要，但也要实事求是。我断然拒绝记者朋友的采访要求，因为我要是按照我的内心话去讲，那肯定与当下这些人的宣传相悖。我在临床中见到很多人的体质是需要清热泻火、理气通腑、活血化瘀的，要让我给他们开膏方的话，我会开出以通腑泄热、活血化瘀为主的药，与那些人宣传的所谓大补背道而驰。去年我的一个朋友找到我给他开膏方调理身体，他说自己动不动就感冒，身体太虚了，要我给他开点中药补一补，他是个生意人，应酬多，肥甘厚味吃得多，我辨证为瘀热内蕴，给他开了个方子，结果他拿到本地中医院去做膏方，人家那边的医生看过我开的方子就说，这能叫膏方吗？怎么一味补药都没有，全是清火的，我们从没见过这样的膏方，但他们都知道我，碍于面子也不好再说什么，就给做了。结果我那个朋友吃了那个膏方，共计四十五天，从此后一年多没再感冒，所以他到处宣扬膏方好。我还有更离奇的膏方呢，我在我们病区里开一种外用的膏方，我们称之为外用小膏方，用于肿瘤，有止痛、消瘤的作用，很多患者反应效果好，要是那些人见了这样的膏方更会大呼没见过。前段时间也是电视台的记者找到我，要我讲讲秋季养生，我没推辞掉，就随便说了几句肺腑之言，结果与很多人大肆宣传的进补不一致，影响了人家的生意，结果就有人找上门来让我不要乱说，否则……挺吓人的吧？所以这次我学聪明了，任凭记者怎么说我都不讲，因为我不会昧着良心讲那些只为挣钱而损害老百姓身体健康的话，害人终归要害己，我虽不信佛，但也相信报应。

回过头再说说治肿瘤时怎么贯彻这个不治之治的思想。这个就很好理解了，那就是咱们治肿瘤时不能光想着治肿瘤，咱得治人，把人作为中医大夫辨证开方的第一要素。不能像现在很多中医大夫那样，一看到来的是个肿瘤病人，满脑子都是那些现代研究证明具有抗肿瘤作用的中药，什么半枝莲、白花蛇舌草、白英、铁树叶、蝎子、蜈蚣、癞蛤蟆等，要么就是人参、黄芪、阿胶等大补之品，认为这些药能增强患者的免疫功能，能起到抗肿瘤作用，实在是荒唐！也不管病人处于什么时期，是手术后？还是没有手术？是化疗中？还是化疗后？是化了一个周期？还是化了多个周期？放疗了吗？有消化道反应吗？有骨髓抑制吗？肝肾功能怎么样？这些问题你都考虑了吗？其实有很多中医大夫挺让人气愤的，包括一些所谓的中医肿瘤专家，不管病人处于什么时期，好像他的脑子里就一个方子，好像这个世界上就那么几味中药，千人一方，万众同药。还有很多西医大夫，明明自己不懂中药，甚至很反对中医，不知出于什么原因，却很喜欢给病人开一些抗肿瘤的中成药，这类药大多为苦寒、性烈之品，往往造成患者身体损害，也不管病人处于什么阶段，尤其是刚刚术后、化疗后的患者，用了这些药无异于雪上加霜。

　　我提倡治疗肿瘤要遵循不治之治的指导思想，是指在给肿瘤患者开方时，我们自己的脑子里要首先把肿瘤这个词格式化，只想到你的中医理论和中药知识。其实我们中医治任何病都应该这样，虽然近代提倡中西医结合，提倡辨证与辨病结合，我只能部分认同这样的观点，我对这个观点的认可只能是在对疾病的诊断和鉴别诊断方面，在治疗上如果要中西医结合的话，我只认同中西药同用，这个病既然诊断明确了，如果需要中西医结合治疗，那就在西医理论指导下用西药，在中医理论指导下开中药，而不能将西医的理论拿来指导中医开药方。比如一个人发热，咳嗽，咯痰，经胸片检查、血常规检查、支原体检查，最后确诊为支原体肺炎，要是给他中西医结合治疗的话，可以给予西药阿奇霉素抗支原体，却不能在开中药方子的时候满脑子搜寻哪些中药经现代研究具有抗支原体的作用，然后把它们用在中医的方子中，而应该通过望闻问切四诊进行辨证，确定他是风寒犯肺，还是肺热，还是痰热郁肺等，再根据这个证型进行选方用药，这才是一个中药方。如果根据西医理论开出来一个所谓的抗支原体中药方，我只能说那是个披着中药外衣的西药方，因为它已经失去了中医理论的支持，我不知道如果把这些称为中医，那我们按照中医理论辨证开方应该叫什么呢？

有一个女性患者，六十多岁了，一开始来找我看病，告诉我她有肝硬化，当时是腹胀，恶心，食欲较差，人很消瘦，面色晦暗，下肢浮肿，拿了很多检查报告，有腹部 CT、腹部彩超、生化、病毒全套、肿瘤标志物、凝血功能等。我根据她的描述，结合那些检查报告，就确信她是个肝硬化患者，所以也没多想，她断断续续地找我来看病，如果挂不上我的号就找别的医生看。我也经常给她复查肝功能，中间曾劝她复查彩超或 CT，但她都没查，前后三年左右的时间，她的病情基本稳定，肝功能正常或轻度异常。直到有一天她的女儿找到我，说她三年前就已经确诊肝癌，当时找了好几个科的医生，都说有门静脉癌栓，肝功能差，有腹水，不建议进一步治疗，告诉她们家人说顶多活半年左右。所以她们家人就没有告诉她本人，女儿伪造了所有的检查单瞒着她，所以我一开始看到的那些检查单都是假的，现在她母亲还活得好好的，就想再全面查一下，会不会当初的检查有误。于是住进我们病房，经 CT、核磁共振等检查发现肝内病灶与三年前相比没有明显变化。这一次她知道了真相，从此以后她的药方里被加进了好多抗肿瘤的中药，一是因为她会要求医生治她的癌症，再一个是所有的医生看到她这个病必然给她用那些药。结果只有四个多月的时间她的病情急剧进展，肝功能恶化，腹水增加，AFP 增高到 1000 多，后来又出现消化道大出血，CT 显示肿瘤进展，门静脉癌栓增大，半年左右就去世了。

这个病例使我深深地感到中医在治疗肿瘤方面有着很好的疗效的，又使我深刻地认识到在治疗肿瘤时真的不要见癌治癌，辨证论治才是根本，丢了辨证论治何谈中医！这个病例也印证了我的理论，不治之治。最初不知道她患的是肝癌，没有用抗癌的中药，使患者带瘤生存了三年多，后来知道了她患的是肝癌，用了抗癌的中药，反而在短期内使得病情迅速恶化，最终死亡。回过头来再看前面那个肝癌的例子，在前十个月并没有用抗癌的中药，也取得了使肿瘤缩小的效果。

临床中我遇到过很多这样的例子。一些肿瘤术后，或者是放化疗后的患者，在某次例行复查时发现某项瘤标增高，但还没有发现原位癌复发或远处转移病灶，当然这种情况下很多医生会建议患者再进行化疗或其他治疗。我在这种情况下是这样处理的，如果患者只是挂号找我的，并不熟悉，我一般给他们开了中药后，建议他们再找西医相关科室的医生看看，做不做手术、放化疗让人家去说吧，我一个中医大夫做好自己分内的事就行了。现在那么紧张的医患关系使我也要处处自保为先，在临床中常常会遇到这样的情况，假如你建议患者去做手术、放化疗，到头来如果效果不好，或者是人财两空，家属会埋怨你，他们会说如果当初不做那些治疗就好了。他们还会拿周围的病例作比较，你看人家某某就没做放化疗，人家现在活得好好的。如果你建议患者不要去做手术、放化疗，即使患者获得了很长时间的生存期，生活质量也很好，甚至他周围的患者早已都不在了，但是这个病终归有一天会出现转移、加重的情况，那患者及其家属又会埋怨你，说如果当初不听你的多好，如果做了手术、放化疗兴许早就好了，也不至于发展到现在这个情况。所以如果有肿瘤患者或家属咨询我，让我帮他们拿主意，我从来不敢，我只能建议他们再问问别的专家，最好自己拿主意。但是如果是很熟悉的人，我一般不建议他们立即去做放化疗，我主张先吃吃中药，在我自己的理论指导下辨证论治，不刻意去加强抗癌治疗，也就是不去加那些所谓的抗癌中药，一般一个月后再复查，大多数会看到瘤标下降或恢复正常。

我们在临床中很难遇到心甘情愿尝试中药治疗的患者，他们首先会相信西医的，好像中医说的话没什么分量，他们首先接受的是放化疗。即使遇到了一些愿意尝试中药治疗的患者，他们往往也会要求我在所开的中药方中加入所谓的抗癌中药，如果我不加，他们就会说我不用心给他治病，或者不相信我的水平，有的人还会大吵大闹。所以为了满足一些人的要求我也会在方子中加些那样的药，其实我心里很清楚那些药对于患者的病起不到多大的作用，但为了迎合患者的要求也只能逢场作戏了，这真是医生的悲哀，更是患者的悲哀，我有时会问这悲哀是谁造成的呢？真的不能把医疗服务当成一般的商业服务去要求，毕竟我们的国民还没有做到人人精通医学，即使知道一点医学知识，也往往是通过网络、电视等知道的一些支离破碎的医学知识碎片，而这些人却往往把自己当成了专家，到了医生面前要求医生按他的意思开药，稍不满意还会发脾气，而有的医生为了减少纠纷、不被投诉，也就遂了患者的心愿，这些干扰医生诊疗的做法最终害的还是患者自己。

有的人会问我，你治肿瘤，又不主张用抗肿瘤的中药，那怎么能治得了肿瘤呢？不错，有很多中药有明确的抗肿瘤作用，有些中药或植物提取出来的成分现在已经广泛用在临床，作为化疗药物使用，具有很强的抗肿瘤作用，比如长春新碱是从夹竹桃中提取的，喜树碱是从喜树中提取。但这些从中药或天然植物中提取的抗肿瘤药要消耗大量的原材料，就是说一个患者要想通过直接口服原药材来获得和提取物一样的抗肿瘤效果是无法做到的，因为他吃不了那么多草药。可以这样说，虽然有很多文献报道说一些中草药通过口服能起到抗肿瘤作用，但我认为那种作用微乎其微，只是个象征性的抗肿瘤。好比一个人饥肠辘辘，如果你要治好他的饥饿你可以给他吃一顿大餐，这才是正规有效的治法；如果你只给他一颗花生米吃，我也不得不承认你的治法有抗饥饿作用，但你认为这是根本的治法吗？你也只是起到了象征性的抗饥饿疗效。所以我在治疗肿瘤的时候并不把那些现代研究具有抗肿瘤作用的中药当成主药。

那么就会有人质问我是不是不主张抗肿瘤治疗呢？我肯定地告诉他我一点都不反对抗肿瘤治疗，在别的章节我也说过，我并不反对手术、放化疗等这些现代医学的先进手段，只不过我主张在病人的身体条件许可的情况下有限度地使用，而不要为了将肿瘤赶尽杀绝不顾病人的身体承受能力，一味地追求肿瘤杀灭的效果，那样做的结果往往是人财两空。所以我在治疗肿瘤的时候如果需要杀灭肿瘤，我会借助现代医学的手段，能手术的建议患者手术，能放化疗的建议患者放化疗，能服靶向药的建议患者服靶向药，绝不因为我是个中医而排斥现代医学的有效手段，我总觉得在这个事上应该开明些，不管中医或西医，能治好病才是好医生。

也许有人会问，你既然说中药抗肿瘤的作用微乎其微，你在治疗肿瘤的时候也需要用到西医的手术、放化疗的手段，那你这个中医不就没价值了吗？你还在这里说中医治肿瘤干什么呢？那我就再把除铁锈的例子讲讲吧。一块铁生锈了，如果按照西医治病的模式很直接，把这块生锈的铁扔在一池盐酸里，很快这块铁就又变得锃亮如新了，因为它表面的铁锈被腐蚀掉了，但是过了一段时间这块铁又失去了光泽，因为它的表面又蒙上了一层锈，那就再把它扔到盐酸里，它又变得锃亮如新了，这样反反复复，过不了多久这块铁就没了，因为每一次把它扔进盐酸里重量就少了一些。但是如果按照中医治病的模式处理这个问题就不同了，第一次我也会采取西医的方法，只不过我要看看这块铁还能不能禁得住盐酸的腐蚀，如果能，我就毫不犹豫地将它扔到盐酸池子中，一边看着它表面的铁锈被洗掉的程度，一边看看是不是伤到铁了，在适当的时候取出来，铁锈没完全腐蚀掉不要紧，别伤了铁本身，下面我就注意调整这块铁所处环境等各种条件，比如温度、湿度、酸碱度等，我尽量防止它再生锈，如果确实又有新的锈增加，我也会很慎重地决定是否再把它扔进盐酸池子中。这样等用西医看病的模式处理的铁已经没了的时候，我手里可能还有一块重量可观的铁，我还能用它打把菜刀，或者烧化了再铸成一口铁锅，再不济我也可以拿它垫垫桌腿吧，总之它还在，还有用。如果我第一眼就看到这块铁锈得够呛，扔到盐酸池子里就拿不出来了，我干脆就不管那个铁锈了，我只去调整这块铁所处的环境温度、湿度、酸碱度等，让它不再继续生锈，或者锈得慢些，也许还能多看见它一些日子。

这就是我治疗肿瘤的不治之治的观点，其实还是治了，只是在适当的情况下选择现代医学的治疗手段。只不过轮到我中医中药出场的时候"治"字就不唱主角了，我这时候给出的治法不是杀灭肿瘤为目标，我是以调节患者机体的内环境为目标，让患者的机体成为一个不利于正常细胞向肿瘤细胞变异的地方，换句话说就是阻断细胞变异的可能。这就引出了第二个话题——逃逸学说。

或许有人会说前面这个说法不妥，应该说是调节患者身体的内环境，使之不利于肿瘤细胞生长。是的，我以前也是这么想的，可是现在经过大量的临床实践推翻了这个说法。甚至在某种程度上我会说我们要为肿瘤细胞提供一个安逸舒适的环境，这个环境更适宜它生长。是的，我没疯，我不是在说胡话，虽然现在是夜深人静，又经过了一天繁忙的诊务，但是我此刻清醒得很。

　　进化论认为自然界中旧的物种因为不适应环境的变化，逐渐被新的、更适应环境变化的新物种代替，这个新的物种并不是从天而降、横空出世，它是旧物种为了适应变化的环境一点一点变化而来，最终成为新的物种，与新的自然界融为一体。中医认为天人相应，人与自然有着共同的规律，那么在人体内部一定也发生着与自然界相似的进化过程，新的、更适应机体内环境改变的细胞代替老的、与机体内环境不再适应的细胞。造成机体内环境改变的原因很多，比如疾病、环境污染、食物污染、情绪波动、脏腑机能老化等，这些都会造成机体内环境的改变，但是由于遗传基因的稳定性，以及人体复杂的自我调节功能，还有强大的免疫系统，所以人体内部一般情况下不会出现我们在自然界看到的新的物种取代旧的物种的那种现象，再说了自然界物种的变化更迭也不会在一个个体的生命周期内完成，它是千万年、无数代个体接力完成的。尽管一个生命个体不能向我们展示物种的变化，我们却总是能在人体中发现一些不受机体调节功能控制、逃脱机体免疫监视的变异细胞，我们不妨将这些细胞看作是人体内一个新的物种。它之所以要变异为新的物种，因为人体的内环境出现了某些异常，促使这些细胞的前身试图逃脱那种对它来说不适应的环境。但是这个环境它是没有能力改变的，好在它很聪明，我改变不了别人，我改变自己来适应这个环境，所以它变成了现在的样子，是为了在这样的机体内环境中更有生命力和竞争力。比那些循规蹈矩、逆来顺受的没有变异的正常细胞有更强活力，分裂速度远远超过它们，吸收营养物质的能力也远在它们之上，这些变异的家伙长得很难看，所以人们给它起了个很恶心的名字叫癌。这个癌骨子里有股桀骜不驯的性格，它是不会逆来顺受的，所以它只是暂时适应了机体内环境，只要一点不顺心它还会不停地变异，所以它会扩散转移，恶性程度比原位癌更大，似乎它时刻在寻找机会逃脱机体的正常生命规律对它的束缚，不停地逃脱，所以我把这一现象叫作逃逸。

　　这一逃逸学说的建立，成了我用中医药治疗肿瘤的理论基础，也指导了我对用西医手段治疗肿瘤的选择。

前面我已经说了，我治疗肿瘤主张以辨证论治为本，不主张用所谓的有抗癌作用的中草药，因为那些药即使真的有抗肿瘤作用，仅凭口服的那点原药材也只是起到个象征性的抗癌作用。就像一列飞驰的火车向你撞来，你可以伸手去挡，但你是挡不住的，你只是象征性地做了自我保护的工作。所以给病人用那些抗癌中草药只是个象征意义，治不了癌症的，反倒刺激了那些"桀骜不驯"的癌细胞，它们把那点抗肿瘤药的药效当成了战斗号角，群起反抗，四散而逃，还不如不用。像我就明白了这一点，我不刺激它们，我安抚它们，让它们感觉自己生活得很安逸，让它们感到自己所处的环境很适合自己，让它们稳定下来。这就是带瘤生存的理论基础与关键核心。我有很多病人就是这样吃着中药，安抚着肿瘤，相安无事，虽不是其乐融融，却也是与癌共舞，英雄总有着别样的人生。因为在我眼里，那些带瘤生存，与癌共舞的人都是英雄。而当我把它们养到一定程度的时候我就能看到它们的衰减，这就是我在这本书中举的一些例子，这些病例都是吃了一两年中药，甚至更长时间，先是肿瘤略有增大或不变，接着进入一个漫长的稳定期，既不见肿瘤进展，也不见它衰减，终于有一天我们可以看到肿瘤衰减了，或是瘤标下降了，或是肿块缩小了。大概是因为这些曾经桀骜不驯、豪情满怀的新生细胞此时也过惯了安逸舒适的日子，不愿意再闹革命了，不愿意再奋斗了，所以落后了、族群衰落了。

我们视肿瘤如毒蛇猛兽，所以在对付肿瘤时你要心狠手辣，毫不留情。俗话说打蛇打七寸，要一击致命，直中要害，不然会被它反咬一口。对付肿瘤也要这样，当然了，这是要在你具备这样的能力和条件的时候。所以我除了前面说的养着肿瘤，与癌共舞之外，我并不是那个可怜那条被冻僵了的蛇的农夫，我时刻要提防被它反咬一口，我会在适当的时候给它致命一击，所以我主张在患者身体条件许可的情况下，减灭肿瘤的治疗是必需的，可以选择手术、也可以选择放化疗，最大限度地杀灭肿瘤。与癌症的斗争是真刀真枪的战争，银样镴枪头是不顶用的。在这个基础上，我的观点是一次大剂量化疗，中间的间歇期可以长一些，相当于我狠狠地打击敌人一次，尽量多地消灭其有生力量，对于那些残余分子不要穷追猛打，因为你前面猛烈的打击没能消灭它，后面再想消灭它难度更大，而这时患者的身体已经承受不了进一步的打击，还不如干脆安抚一下这些残余的肿瘤，因为你的进一步给药只会是一种不良刺激，使它觉得不舒服，所以想方设法逃逸，这就造成了它的进一步恶化、转移复发。而且尽量减少化疗的次数，只强调化疗的剂量要大，也就是大剂量、少疗程，至于这个剂量要多大、疗程怎么定，那还真要麻烦专家学者们深入研究与实践了。我不看好现在临床上的多次疗程的化疗方式，虽然这是目前的规范、指南，但我这个人从来不走寻常路，我认为每一个肿瘤医生都应该在你所从事的领域不断探索，而不是人云亦云，动辄按照规范、指南，这样的教条主义虽然对于医生是安全的，减少了医疗纠纷，却阻碍了医学的发展。当然这不是医生的错。其实这样做就是入了俗派了。放疗也是同样的道理。我不是个西医，也不是个肿瘤专科医生，只是因为我所治疗的病人中百分之九十多是肿瘤病人，见得多了，思考得多了，所以我的这些观点与现在常规的治疗规范不一样，但我希望不要立马否定我，也许时间会证明我的正确。我曾经认识一个肿瘤专家，他很推崇小剂量多疗程化疗，也喜欢给病人长期口服小剂量化疗药，虽然他沾沾自喜，因为他的病人没有那些接受正规化疗的患者那般痛苦，所以看起来各方面都优于那些患者，没有明显的胃肠道反应，骨髓抑制也不那么严重，患者精神、食欲也不错，但我长期观察他的病人发现，这些患者的转移发生率更高，总的生存期也未见延长。

　　总结一下我在癌症治疗方面的观点：建立中医独特的肿瘤学说（后面再详加论述），不治之治与逃逸学说，必要的时候借助现代医学手段。写到这里我突然有一种新的想法，我想提这样一个观点：在肿瘤的治疗中应该以中医为主，西医为辅。这就是说在肿瘤的整个疗程中应该在不治之治与逃逸学说这个思想指导下贯彻中医的治疗，这个治疗是长期的，同时在适当的时候把西医的手术、放化疗等拿来进行肿瘤减灭治疗，这个治疗是暂时的、短期的。所以我在临床上常常问患者的意思，如果他们说以我的中医治疗为主，我会告诉他们我做一个长期战略，就是说我要贯彻我的不治之治与逃逸学说。如果他们只是以我的中医为辅，我会告诉他们我就打个战役手段，这也就符合了前面所提到的别家学者的观点，我说过了那只是整个肿瘤病程中某一阶段的表现而已，比如患者有脾虚的证，我就开个治脾虚的方子，要是患者要求我给他加点抗癌的中药我也会加一些，为的是让患者满意。

5 留人治病

患者孙先生今年六十一岁了，四年前他被确诊患了胃癌，经过了手术切除，化疗了四个周期，此后一直在我这里看中医，现在精神、体力都很好，每次复查各项指标也都在正常范围内。他从原来的单位退休后，现在受聘在一家私营企业做工程师。他是个很开朗的人，每次来看病都很开心，他常说的一句话就是"活着就好"，他说："要是有记者采访我，问我吃中药有效吗？我就回答他说没有效，因为我一直吃中药，吃了四年多了，既没感觉哪里不舒服，也没感觉哪里特舒服，你说这能算有效吗？但是我还活着，还能工作、挣钱，活着就好，比他们强多了，他们当初都没我病重，比我年轻，但是他们早就没了，只能怪他们不相信中医。"他说的"他们"是指当初和他一起的病友。

和这位孙先生一样几年来一直在我这里吃中药的还有一位姓马的老先生，七十多岁了，五年前查出了肺癌伴肺内多发转移、脑转移。老先生很迷信中医，从查出病开始一天不间断地吃中药，化疗时吃，化疗间期吃，所有疗程结束了更是不敢间断。最近一年多复查几次都没发现肿块，肿瘤指标也正常。开始的时候我有点讨厌他，因为我的号都是预约的，人很多，而他每次来都不预约，挂个号就硬往我的诊室里闯，门口的导医也拦不住，因为他总是说"我年纪大，得了快死的病，谁要是拦我我就赖着他了"，人家护士可不敢引火烧身，我也无奈只好给他看。就这样不知不觉五年过去了，他每次都会当着很多病人的面说"就是这个贾大夫治好了我的癌症，还是中药好，那个王某某最近没来吧？她最不听话了，我整天劝她来找你吃中药，她嫌难喝，她的肿瘤扩散了，光知道化疗，都把人化死了"，"孙某某来了吗？他上次又化疗了，早晚得化死，我还得劝他来找你吃中药"，我每次都对他说"该化疗还要化疗，你的病也不是我给你治好的，你不是化疗了吗？你不能把功劳都归在中医上，你这样说人家西医会生气的。"他总是那句话"差点死他们手里，要不是吃中药哪能活到现在"。他说的王某某、孙某某都是他住院时的病友，现在都已去世，也都被这老先生带来找我看过病，听说他们的死我觉得挺可惜的，他们年龄都不大，四十多岁，发现的也都比较早，没有转移，治疗效果应该不错的。

这里我并不是要说中医有多好，更不是吹嘘我怎么样，我只是在思考是不是当下对肿瘤的治疗存在问题呢？

现在很多人对肿瘤的治疗是否存在过度治疗提出质疑，我在这里也不作评论，因为我是个中医，不敢对人家的治疗妄加评论。我只表达我的观点：留人治病。我要表达的意思是不管你采取什么治疗手段，你首先要考虑到人，因为病是生在人身上的，你治病必然对人有所影响，所以同一个病生在不同的人身上你的治疗方案就不应该始终如一了。这在我们中医叫辨证论治，在西医叫个体化治疗。因为你是在给人治病，所以你不能像在实验室里对待一组你让它们得了肺癌或肝癌的小白鼠那样，只考虑你的治疗方案对肿瘤的作用。今天我病床上的一个肝癌晚期病人因为难治性腹水，量大，各种方法用尽也没有效果，患者家属通过关系找到一个西医会诊，那位专家并没要求看病人，只是看了化验单，连彩超、CT等结果都没看，就在会诊单上写了两种利尿药，并且让放腹水。我们一个年轻大夫看了会诊单气不打一处来，一个劲地说他看病人了吗？那些利尿剂我们一直在用，那个病人的情况真的不能放腹水，如果放了很可能会当场死亡，或者针眼堵不住。所以我们一定要把病人摆在第一位，而不是把病摆在第一位。

　　前些日子参加院内的一例全院会诊，患者是一位九十多岁的老太太，因为一些特殊原因，医院领导特别重视，把好多科室的骨干专家叫到了一起。大家看了病人，听了病情介绍，各抒己见，很多大主任旁征博引，动辄引用国际最新文献，夹杂着一些英文，我虽然也不是个英文盲，但也听得云里雾里，只能陪着别的专家鼓掌。我是最后一个发言的（好像每次全院会诊我都是最后一个发言，不是因为我水平高、地位高，让我作个总结发言，而是一开始大家争先恐后地讲，没谁想到中医，到最后大家觉得这个病好像讨论了一圈，也就是那些治法，就会问中医有没有什么好办法，于是我终于可以发言了），在我前面一位发言的是呼吸科的一位专家，他算是我的老师，刚毕业时住院医师规范化培训是和西医一起，在西医各科轮转，在呼吸科的时候就是跟着他，他的水平很好，所以我一直很尊重他，这一次他又给我上了一课。所有的专家都在探讨患者呼吸困难，胸闷的原因，最后只有肺部感染还能沾点边，但患者的各项检查又不太支持。这位专家来得晚点，大家都在讨论的时候，他拿个听诊器去看病人了，回来后轮到他发言，他说患者之所以呼吸困难是因为体位不好。大家都认为患者这么大年龄，心功能会有问题，也怕总是躺着会发生坠积性肺炎，所以大多数时间是让她半卧位，又给加了个枕头，加之患者年龄大，有些驼背，所以患者的头处于一个前倾位，这样一来就会导致她的呼吸道不通畅，但是又不能让她完全平躺，因为她这个年龄、这个身体状况，平躺就会导致呼吸道门户大开，本身的免疫力差，更容易发生感染。所以他刚才已经试着给患者找了最佳体位，就是30度头高脚低位，这个体位她的呼吸道不受压，又不张口呼吸，胸闷、呼吸困难的问题解决了。后来患者康复出院了，一位领导反复说这么大年龄的患者能从重症监护病房康复出院简直是个奇迹。

　　从这个病例我体会到作为一个临床医生，医学专业知识固然重要，但我们的知识是要用在人身上的，必须把人放在第一位去寻找解决问题之道。人们常说这样一句话：西医治人生的病，中医治生病的人。或者说：西医治病，中医治人。这句话是强调中西医的不同，说西医治病的时候只管你的病，是肺炎就给你治肺炎，消炎、止咳、化痰等治疗一起上。中医治的是生病之后的人，这主要是强调了中医的整体观和辨证论治。其实不管中医还是西医，都是首先要考虑人这个在你决定实施治疗方案时必须面对的主体。那位呼吸科的专家给我们做了完美的诠释。但事实上很多医生在临床上还做不到这样。他们看到的只是病，而不是病人。但这也不能全怪医生，因为很多患者和他们的家属好像也只关心病的进展和恢复情况。我们在临床上常常遇到这样的尴尬：患者感冒，发烧了，如果血象不高，也没有其他指标可以用抗生素，只需要多喝点开水，或喝点正柴胡等解表的感冒药就行了。但这样的治法往往见效慢，可能两三天患者都会不舒服。患者就会认为你这个医生不行，还不如人家社区诊所的大夫，人家一瓶吊针加点抗生素、激素，打下去一小时就退烧了，也不难受了。因为这样的大夫和患者考虑的只是病，而不是病人，只管当下，不管以后，不考虑滥用抗生素和激素的严重不良后果。

　　这样的情况在治疗肿瘤时就更突出了。一个肝癌病人，如果医患双方只关注病，不考虑人，经过手术、介入治疗、射频消融治疗等之后，虽然患者经历了一番痛苦，但取得了较好的近期疗效，病灶缩小了，肿瘤指标也下降了，医方、患方皆大欢喜。但这种欢喜往往只是短暂的，可能过不了多久患者的肿瘤指标又升高了，肝内的病灶又增大了，或者出现了肝内或肝外转移。于是再重复上述治疗，又会获得一段时间的欢喜。可是我在临床上观察了很多病例，他们总的生存期并不长。但是这样的治疗最终患方也会很满意，毕竟人家医生每次的治疗都很有效，谁让自己的病总是进展呢？面对这样的患者，如果医生在治疗中不是只关注病，而是考虑到患者的感受、耐受力、生存质量、尊严、生存期等多方面因素，可能在治疗时就不会那么积极地把癌细胞赶尽杀绝，更多地会与癌共存，带瘤生存。最终的结果可能这个患者生存期会远远比前面的长，生存质量会更高，活得更有尊严。但是这种情况下如果患方发难，认为你这个医生没能很好地治疗他的癌，因为他的肿块没有消失或缩小，肿瘤指标也没下降，那这个医生真是没地方说理了。甭说我们这些普通医生，一位著名已故中医也讲过这样的例子，一个肺癌病人痛苦地经历了手术、放化疗，没活半年死了，死前检查肿块消失了，家属很感激医生，认为医生技术好。而同样一个肺癌病人找他看，治了两年多，仍然活得好好的，但检查发现肺部肿块增大了，病人就不愿意了。

有一个老掉牙的故事人人都听过，一个人宣称能治好驼背，有个病人慕名前来，医患双方讨价还价之后那人把患者捆在一张木板上，平放在地上，然后在患者身上再压一块木板，最后用他特制的医疗器械———一块巨石，猛地压下去，大喊一声"好了"，家属掀开巨石，解开木板，只见那个驼背真的直了，暗想这大夫真是名不虚传，忙让病人起来走两步，走两步看看大夫的高超医术，哪知病人的灵魂早已驾鹤西去，只留下一具硬邦邦的尸体。家属找大夫理论，大夫找家属要治疗费，家属说你把人治死了还敢要钱，大夫说我只管治驼背，人死活不关我的事。其实这样的故事每天都在发生。

祖老师是我小学时的老师，是个热心人，因为我小的时候是我们那里出了名的好学生，所以他对我格外照顾。上高中时我要住校，学校食堂要用粮票，而我父母都是农民，弄粮票对我们来说是件困难的事情，他听说后每个月都给我送几十斤粮票，而且从不接受一分钱。所以我很尊重他。三年前他查出了结肠癌，在一家医院做了手术，术后来找我，我给他的建议是暂不化疗，因为他已经七十几岁了，身体一直很差，有糖尿病、肺气肿多年，我让他先吃中药调理一段时间，看恢复情况，如果身体许可再考虑化疗。但是他的子女出于孝心，拿着他的病历资料咨询了很多专家，专家们并没有看到病人，只是看了病历，就说这种病手术后就是要化疗。结果只做了一个周期的化疗他就再也没能恢复，骨髓抑制导致白细胞低，伴有感染，又有糖尿病，感染难以控制，后来心衰，从术后到去世只有不到两个月的时间。我很痛心。

而单先生的死让我很是意外，他是位食道癌患者，经过了手术治疗，也化疗了，他找我开方那年我还没有名气，他每隔一段时间就拿个在上海开的中药方子来找我开药，因为他的大病医保定点单位是我们医院，所以每次在上海看了病，拿个方子回来开药。一开始他各方面都挺好，精神、体力、食欲都很好，复查了几次结果也没明显异常。每次我都建议他不要再吃那些中药了，因为那些方子里全是半枝莲、白花蛇舌草、农吉利、落得打、黄药子、干蟾皮、三棱、莪术等，再加些黄芪、人参等补药。这些药都是现代研究证明有抗癌作用，或者能够增强免疫功能。我那时已和他很熟了，告诉他用中药是要在辨证的基础上组方，而不能像那样按照现代研究去把一类具有某些作用的中药堆砌成一个方子。我还告诉他，那些抗肿瘤的中药是要在可以查见肿瘤的时候用，你现在身上既没有肿块，也没发现肿瘤指标异常，没必要用那些药，而且那些药要么苦寒伤身，要么破气伤正，要么像黄芪、人参那些吃了上火。那个时候他已经表现出了一些不良反应，比如乏力、口苦、胃脘烧灼感，食欲不振，便秘，小便黄。后来大概有两三个月的时间他都没再来。我想是不是我说的太多了，使他生气了。终于有一天，他的一个找我看病的病友告诉我他已经去世二十多天了。他的这个病友和他一样的病，现在还在我这吃中药，当初我告诉他要吃五年中药，那时他听了很没信心，而现在已经第九个年头了，他说不吃中药他心里没底。我问他单先生为什么那么快就不行了，他说"化疗了，化死了"，这位老先生说话有些直来直去，心里怎么想就怎么说，我提醒他不能这么说。原来单先生最后一次从我这里开药走以后，感觉身体不好，就又住院复查了，据说是某项肿瘤指标增高了，具体不详，于是医生建议他再化疗几个周期，结果他只做了两个周期的化疗就不行了。想想这个单先生真是不该那么快就不行了，也许是他太执着于抗癌了。真的是他自己的过错吗？这里我不敢过多指责化疗，因为化疗本身并没有错，并不像前面几位患者说的把人都给化死了，是一些人为的原因让化疗这个疗法无辜蒙冤。

王老先生快八十岁了，2013年夏天，有一次受凉后发烧，咳嗽，在当地医院按照上呼吸道感染打了几天吊针，用了两种抗生素，烧退了，但咳嗽反而加重了，而且痰中带血，伴有胸闷、胸痛，到我们医院做了个胸部CT检查，发现肺部占位，住院后经多次痰检，在痰中找到癌细胞，肿瘤指标有多项增高，结合患者既往有六十多年的吸烟史，多年慢性阻塞性肺病史，这下基本可以确诊肺癌了。老先生也真是有福气，虽然是个农村人，但有个非常有钱的女儿，请了好几个科室的专家会诊，我也去了，这次我不仅是作为会诊专家，也是患者家属的朋友。专家们都认为患者确诊肿瘤是没问题的，但考虑到患者的年龄、体质、基础病，手术、放化疗都不太适宜进行，当时我建议他们吃吃中药，带瘤生存，也许可以让患者少受折腾，或许生存期更长。但患者女儿、女婿一片孝心，说一定要给父亲找最好的医生、用最好的药，结果马上托人联系了北京几家大医院的专家，组成一个小规模的车队，带上老人、家人、生活用品浩浩荡荡北上京城，只为尽一片孝心，实在让人感动。经过了大约十天时间，他们从北京回来了，找到了我，说还是吃中药吧，北京好几家医院的大专家都看了，都说肺癌是可以确诊的，但患者年龄太大，体质太差，不宜手术、放化疗。在这个时候我真有种临危受命的感觉。我常常给我们科的医生讲，我们中医要让人看得起，不能只是治治小病小殃、治治慢性病、调调月经、治治痘什么的，咱们中医也要能治重症、急症。短短这几年我们科从几乎要关门撤科发展到现在人才济济、一号难求，不仅得到了老百姓的认可，也得到了大多数西医的认可，他们遇到疑难重症也会请中医会诊，凭的就是我们敢担当，危难之处显身手。经过一段时间服用中药，老先生的身体渐渐好起来了，基本不咳嗽了，也不咯血了，食欲大增，体重也增加了。老先生每次见到我都很高兴，说："我好了，没病了。"可是他的子女们仍然惦记着他肺里那个瘤，于是又请教了相关科室的专家，一位专家看了 CT 片子，把他的子女们一顿训斥，说："为什么一发现不来找我，早就该化疗了，老爷子年龄是大了点，但身体很好，怎么现在才来？"子女们也很自责，怎么不早点来化疗呢？他们似乎也忘记了一开始的情况，于是接连做了两次化疗，每次化疗间期都来找我开中药，每次老人家都痛苦不堪地跟我讲："贾大夫，你救救我，我真不想再化疗了，受不了那个罪。"可是他拗不过他的子女们的一片孝心，因为专家看了复查的 CT，说化疗作用很好，肿块缩小了，应该接着做化疗。第三次化疗后老人家就没能再恢复过来，极度虚弱，不能进食，没几天就去世了。

真是福无双至，祸不单行，老先生去世后仅仅两个多月，他的老伴也查出了肺癌，这次子女们没再犹豫，不想再被专家训斥，说他们耽误了治疗，也是对化疗的笃信，因为他们亲眼看到父亲的癌症仅仅做了两个周期的化疗就明显缩小了，比吃中药见效多了，于是住院化疗，可是这一住进医院就是老人家的最后一段路，仅仅一次化疗后，老太太就高热不退，直至去世。两位老人的去世让我深感痛心。

我不评价西医的治疗，或许我真的不懂他们的规则。就像那句广告语"我的地盘我做主"，人家的地盘我不懂，同样他们指责我们中医，而我们觉得他们说得挺可笑，我有时会反驳一些人，你到我的地盘来看看。举个例子，有些西医整天说中药伤肝，那请你过来看看我们治疗肝病的疗效，还真的有人看了，直说"太神奇了，中医也能治肝病"，我反倒觉得是他自己太神奇了，这么点小事都值得大惊小怪。所以每个人都不要对自己不是真懂的事情妄加评论，你在自己的地盘呼风唤雨，到了人家的地盘说不定是个呆瓜。我曾经遇到过一个老家农村的妇女到我们医院来看病，呆头呆脑的，什么都不懂，哪里都找不到，被人嘲笑。但是一次偶然的机会我回老家，突然一辆机动三轮车拉了一车玉米从我跟前风驰电掣般开过去，我一看还是个妇女开的，等我到达村头，那辆车正在往下卸玉米，还是那个女司机，风风火火地一袋一袋往下搬，还不停对旁边的人大呼小叫，真是个女汉子。她就是那个进城看病像个呆瓜的妇女，现在到了她的地盘她就呼风唤雨了，可以肆意嘲笑那些从城里来到乡下的人，因为那些人看见花生长在地下都大惊小怪此为何物。

就像前文说过的那样，现在很多中医大夫一看到癌症就想到那些现代研究具有抗肿瘤的药，还有很多名家总结出了各种各样的抗癌验方、效方，有的发表文章说他那个方治疗肿瘤效果如何如何好，某味药抗癌效果如何如何有效。我这个人只相信事实，我不太相信那些所谓的科研数据，我其实比你还会编造数据。我小时候是卖菜的出身，经常编造数据骗大人，我今天的菜卖几分钱一斤，有多少菜坏了，从中骗几个零钱花。开个玩笑。

现在我虽然有些名气了，仍然经常被患者质疑，比如一个癌症患者刚刚结束化疗，骨髓抑制，白细胞低，这时候给他用中药我会以扶正为主，顾护胃气，以生气血。因为脾胃为后天之本，只有这个后天之本强壮了，才能化气生血，才能濡养先天之肾气。禁忌那些苦寒败胃、耗气伤正之品，比如前面说过的半枝莲、白花蛇舌草之类。但这时患者就会质疑了："大夫，我这是癌症，你怎么一个抗癌的药都没给我用呢？"每当这时我都出离愤怒了，当然不是针对患者，而是针对那些见到癌症就用这药的大夫，是他们使这种错误的用药方法形成了治疗规范，还到处宣扬，网上、书上、电视节目上，怪不得几乎所有的患者都知道那些所谓的抗癌中药。这样最终真的会毁了我们的中医中药！

而使他们这样用药的根本原因还是见病治病，而不是治疗病人，一叶障目，不见森林。这样做的危害真是太大了，既坑害了患者，也损害了中医的形象。所以我还是奉劝我的中医同行们坚守中医辨证论治的原则用药，这才是中医之道。

而现在中医界的种种乱象使我都想脱离中医队伍了。我在省城读大学的时候，那时社会上流传一句对中医的整体评价：十个中医九个吹，剩下一个瞎胡嘞。当时听了这话很气愤，气愤的是觉得外人不理解我们中医，现在想想这句话反而觉得很实际，当然仍然是气愤，是气我们中医自己不争气，让西医更看不起中医。

王女士是一个宫颈癌患者，她手术后做了一个周期的化疗，肝功能损害严重，经保肝治疗后转氨酶降到了正常，就想吃点中药调理一下，为下一周期化疗做准备。找了一个中医专家开了中药，结果吃了一个星期，越来越不舒服，食欲减退，乏力嗜睡，小便黄，结果一检查，转氨酶又升到了300多，而且白细胞也降到了2000以下，后经我们治疗后好转。那个专家开的方子是他的验方，因为他是某医院的中医肿瘤专家，我们都很熟悉他的方子，不管什么人、什么癌、什么阶段都是用那个方，无非是半枝莲、蜂房、蜈蚣、人参、黄芪之类，这些药有的有毒性，会造成肝损害，有的会抑制骨髓造血功能，有的热性很大，吃后会使人上火，也会加重肝损害。这里我还要多说几句，就是关于热性药。现在人们生活条件好了，富裕了，就更加关注健康了，所以网络、电视、报纸、杂志等纷纷做起了养生文章，请专家讲养生，咱不去评价专家讲得怎么样，但有一点很值得思考，难道现代人富裕了，吃得好了，穿得好了，身体就都虚了吗？要不然那些专家为什么那么热衷于鼓励人们进补呢。入冬之后，各地的中医院、养生机构纷纷搞起了膏方节，大肆宣扬膏方的神奇功效，而且膏方中所用的中药大多是滋补之品，热性极大，很多人并不适合吃这样的膏方。比如有高血压、糖尿病、肥胖，吃了这样的膏方后只能适得其反。昨天一个人特地托熟人找到我，让我给他看看一个大夫给他开的膏方，原来他想趁冬季进补一下，就找了个老中医开了个方子做膏方，结果吃了一周感觉很不舒服，到医院一查，谷丙转氨酶高达 2680 多，经过治疗好转。我看了那个方子，尽是些人参、鹿茸、仙灵脾、海马等大热、大补之品，我也不好说什么，不能拆同行的台。这个例子应验了那句话——热药猛于虎。

所以我说医生不能光治病，更重要的是治病人，假如你只是一味地去治病，而忽略了人，那很可能病是被你治没了，人也被你治没了。所以我提出留人治病这个说法，不管什么情况，我们首先要考虑病人，只有把人留住了，你才有治病的机会。

有一个病人从查出肺癌到去世，前后共九年的时间，一直在我这吃中药。这个病人确诊肺癌时 60 岁，有多年的慢性阻塞性肺病史，当时肺功能较差，走几步路就喘，所以尽管患者及家属治疗都很积极，先后去过北京、上海的大医院，最后大夫都认为不宜手术，化疗风险很大，建议保守治疗，对症治疗为主，甚至有的大夫预计只能活两三个月。于是找到我吃中药。经过一段时间的治疗，患者体质有所好转，症状减轻，就去做化疗了，结果仅仅用药一次就出现大咯血，放弃化疗，连一个周期的化疗都没能完成。后来经中药调理身体又好了起来。于是大夫又建议放疗，好像是只进行了六次放疗就因为咯血、肺功能差而放弃。他只能"安安心心"地吃中药了，这一吃就是八年多，多次复查显示肺部肿块没有明显变化，但患者体质逐渐改善，步行几公里也不喘，饮食、睡眠等各方面都很好。直到今年年初检查时发现肿块有所增大，就到外地大医院做了治疗（具体不详，好像是在机器人操作下的放疗），回来后全家非常高兴。可是不久前因重度感染住进医院重症监护病房，从监护病房出来后住进普通病房，期间出现脑转移，半身不遂，后去世。前后共三个多月时间。

我对他的去世深感惋惜。为什么一定要把肿瘤赶尽杀绝呢？为什么不能与癌共存呢？为什么开始最艰难的时刻都过来了，现在就不能容忍肿瘤的一点点发展呢？现在肿瘤是没了，但是人也没了。我总在想，人生就是一台战争戏，有敌人、有对手，才有你的舞台；敌人没了、对手走了，你的戏也该谢幕了。所以留人治病其实也是留住你的对手。写到这里我突然想这是不是也符合进化论呢？

6 癌症的病根

陈老师是我的小学老师，六十多岁，这两年成了我的老病号，他患有慢性阻塞性肺疾病，也就是老百姓常说的老慢支，他常年咳嗽、咯痰、气喘，每每遇到天气变化或受凉后就加重，往往动则气喘，六十几岁的人年龄不算太大，却什么也做不了，还要连累家人照顾自己，很是苦恼，他总是问我这个病能除根吗？

这个问题在我们的诊室中时常被问起，很多患者来看中医也是出于在他们的意识里中医治病可以除根。当然病根这个词并不是个医学专业名词，却是很多人关心的问题，很有谈谈的必要。

前人尝谓病根即病之老巢也、邪之熟地也，在内有未尽之邪，或有内生之邪，在外有新感之邪，内外合邪，其病也速，邪入如熟门熟路，邪留则如探子入敌方之营，内有奸细与之相好，待纳如己。如感冒后余邪未尽，仍有咳嗽、咯痰等症状，又受凉了，复感风寒之邪，病即复起。再如哮喘患者，中医认为这种病反复发作的原因是内有伏饮，遇有诱因即发，此伏饮即为病根，彼诱因即是外邪。临床上很多疾病都有这样反复发作的特点，如溃疡性结肠炎、肾炎、慢性支气管炎、慢性胃炎等，人们都认为这是病根在作祟。

其实这种病根几乎在所有的疾病都有体现，比如有的人经常扁桃体发炎，稍不注意就会发作，比如受凉、劳累、生气、睡眠不好或者吃了某种食物都会诱发；还有的人一到阴雨天就会腰痛、肩背痛。这些因病根的存在而反复发作的疾病，每次发作都如出一辙，病的症状基本都一样。我曾看过一位五十多岁的女性患者，她的症状是烧心，上腹部隐痛，嗳气泛酸，大便溏薄。她说十几年前曾经患过十二指肠炎，五年前因胆结石切除胆囊，从此以后上述症状反复发作，每次受凉、感冒后都会发作，好像胃里有个病根一样。

如果把病根的范围扩大了看，它不仅表现为同一种疾病或症状在某一个体身上的反复发作，也可以表现为某些群体的不同个体对某种疾病的易感性。比如现在常见的高血压病、糖尿病、恶性肿瘤等往往有家族高发的特点，就是说这个家族中的成员易患高血压病、糖尿病或肿瘤等。那么在这个家族中就有这些疾病的病根。

什么是病根呢？病根是怎样形成的呢？从现代医学去解释病根不外遗传学、免疫学等。但我总觉得那是微观的、是片面的，是无法解释咱老百姓所说的病根。老百姓问的那个病根太广了，只要他们认为那个病总不好或者总是复发，那就是有个病根在作怪。你不能说老百姓没医学知识，你也不能要求人人都要懂得医学。

天地养我者正气，害我者邪气。《内经》有云："邪之所凑，其气必虚"，譬如水流洼地。无论是先天的原因还是后天的某种原因导致某一个体或群体出现了某种虚，就往往为外邪所侵犯。比如反复上呼吸道感染，出现咽痛、咳嗽、咯痰等症状，使肺气亏虚、肺经的经气不足，以后只要感受风寒就会使肺首先被外邪所侵而发病；再如某人腰部受了外伤或曾经做过腰穿，使腰部经气受损，容易被外邪所侵犯，像是受风、感寒则痛，久坐则痛，而且随着时间推移越来越重。这就是"邪之所凑，其气必虚"。而且被侵犯的次数愈多，患病的机会就愈多，这个病根就好像是人的习惯性动作、习惯的去处一样。换种说法就是某一个体或群体对某种疾病具有易感性。我更倾向于把这种易感性命名为场，很有必要对这个场进行研究，当然不同于西医的从基因学说、蛋白质组学说去研究，要从中医的理论出发去研究治法。

在中医学的发展历史中对病根的认识莫过于温病学派，这一学派把伏邪看作是瘟病的病因。伏邪也称伏气，伏气之名最早见于《伤寒论·平脉篇》"师曰：伏气之病，以意候之，今月之内，欲有伏气。假令旧有伏气，当须脉之。"这就是温病学派所谓的"伏寒化温"说，这些学说其实都源于《内经》"冬伤于寒，春必病温"，他们解释为是由于冬季感受寒邪，不立即发病，而是伏藏于体内，到了春季才发病，而且所发之病具有瘟病的特点，如发热、口渴、斑疹等。伏邪之名最早见于吴又可的《瘟疫论》，"此邪伏募原，即使汗之，热不能解。必俟伏邪已溃，表气渐行于内，精元自内达表，此时表里相通，大汗淋漓，邪从外解。"吴又可反对前人对《内经》"冬伤于寒，春必病温"的解读，他认为人体不可能感受了寒邪而不立即发病，反而"藏伏过时而发"，故而他又创立了伏邪之说，以"异气"为伏邪，认为"瘟疫之为病，非风、非寒、非暑、非湿，乃天地间别有一种异气所感"，后人在此基础上又有所发挥。但是，吴又可虽然否定了"伏寒化温"说，却并没有脱离外邪入内，不即发病，留而为邪之说，认为外感之邪留于体内而成为发病之根。我是个临床医生，无意与学者们争辩，我只是从临床实际中去认识疾病。我认为不管外感之邪是风、是寒、是湿、是暑，或者是别的什么病因，其没有立即发病（当然我们这里所说的情况不同于现代医学所说的感染某些疾病后的潜伏期），但也不会一直留于体内待时而发，但是这些病邪虽没有致人生病，但也会耗伤人体的正气，以后遇到某些致病因素的影响就会使人生病。我把这些感受了外邪而不病的情况称为微病，你每感受一次外邪（当然也包括内生之邪）都会使你患一次微病，就会使你的正气受到一次伤害，如果不及时补充你的正气，就会使你患病的机会增加一点。所以我们讲养生，其实就是要恢复你因为微病而受到伤害的正气。你今天在寒风中冻了一天，虽然没感冒，但寒邪伤害了你的正气，你因为寒邪患了一次微病，所以你还是要喝点姜茶之类暖暖身子，发点汗，这样既驱散了寒邪又补足了正气。平日里你遇到不顺心的事，使你的肝气郁结了，赶紧吃点疏肝理气的药，像逍遥丸之类，可以使你不致因气机不通而得微病，伤了正气。

我们如何去除这个病根呢？我的回答可能会令您失望，因为我也没有能力去除这个病根。但也并不是说面对这个病根我们束手无策。其实古人在这方面也有很多研究，如傅青主治带下病反复不愈者用大量山药，《金匮要略》之侯氏黑散、风引汤皆此类。中医的治未病学说更是对病根的认识、治疗的完美体现。我治疗微病的理论就是一个防止病根出现、修复身体正气、最大限度地消减病根的方法。我可以告诉大家通过中医的治疗可以使身体内的某些不平衡得到最大限度的修复，以后发作这个病的频率就会减少、程度也会减轻。就像在这本书中您看到的那样，比如哮喘病人可能原来长年发作，离不开止喘药和抗生素，经过中医治疗后，一年中发作的次数明显减少，不用或很少应用止喘药和抗生素。这是因为经过中医治疗后病人身体中不平衡的那部分得到了修复，不再容易被外邪所侵犯。再比如乙肝或乙肝病毒携带者发生肝癌的概率较正常人群大得多，虽然有的人肝功能等检查都是正常的，但我们也可以认为他们体内有个肝癌的病根，由于病毒持续对肝脏造成损害，也就是这个人一直有微病，所以使得肝气受损从而易发肝癌。如果给予抗病毒治疗，降低机体的病毒载量，减少对肝脏的损害，就会降低肝癌的发病率。这是治未病思想中既病防变的体现。在治未病思想中还有一条叫未病先防，什么意思呢？就是说在没病的时候通过一些手段作用于人体，在没发病前截住它，让人体不发病。这当然要靠好的中医给你仔细辨证，看你的身体有哪些失调，气血阴阳、脏腑经络有哪些亏损，然后通过用药，或饮食调理，或针灸推拿，或指导起居等，及时将你的身体调到一个平衡状态，这就是中医所说的阴平阳秘，精神乃治，就是说你的身体阴阳平衡了，你就不会生病了，虽然不那么绝对，但确实可以减少或预防某些疾病的发生。

其实说是没病，但这些需要调理的人正在患有微病。比如我曾经看过一个年轻男子舌苔白腻，脉滑，无不适，我当时告诉他说他这种情况易患腰腿疼，劝他服点利湿活血的药，但他不以为然。半年后他又来找我，是因为腰痛查出了强直性脊柱炎，很难医治。如能在未发病时治疗可能会好得多。这正是《内经》说的"是故圣人不治已病治未病，不治已乱治未乱，此之谓也，夫病已成而后药之，乱已成而后治之，譬犹渴而穿井，斗而铸锥，不亦晚呼？"

在临床上希望通过中医药来去除病根的莫过于癌症了。我在临床上常常听到病人这样问："我这个病（某种癌症）能除根吗？"这说明在患者的心中癌症同其他病一样是有病根的。

赵先生在今年的例行体检中查出了甲状腺结节，结果吓得不得了，拿了体检报告来找我。我告诉他甲状腺结节很多见，没必要那么紧张，找甲乳外科的大夫看看要不要手术，如果外科医生说不要手术，可以先观察，定期复查就行了，也可以吃点中药，有的通过中药治疗也可以减小或消失。但他说他们家有癌症病根，他的父亲患有肝癌、母亲患胃癌、哥哥患甲状腺癌，所以他非常担心，已经找外科医生看了，说他的肿块目前很小，甲状腺功能也正常，让他观察，但他还是不放心，想通过中药预防癌症。我告诉他这样挺好，就吃中药吧。

其实和赵先生一样有这种顾虑的人非常多，他们要么是因为家族中曾经有过一人或多人患了癌症，从而担心自己家族中有癌症的病根存在，成天提心吊胆；要么是因为身体有某些疾病，而这些疾病与一些癌症的发生密切相关，比如乙型病毒性肝炎患者易患肝癌、乳腺增生易患乳腺癌、胃溃疡易患胃癌、溃疡性结肠炎易患肠癌、宫颈糜烂易患宫颈癌等；要么是在某次体检中查出了一些问题，医生说是癌前病变，比如胃黏膜肠上皮化生、黏膜白斑、胃肠道多发性息肉、卵巢囊肿等。癌前病变是从正常组织到发生癌变的中间阶段，所以称为癌前病变。恶性肿瘤的发生是一个逐渐演变的过程，人体上某些器官的一些良性病容易出现细胞异常增生，具有恶性变化倾向，这些异常增生具有癌变倾向的病变称为癌前病变。还有一些人因为他们所从事的职业被认为与某些癌症的发生密切相关，比如职业性肺和支气管癌症常发生于接触砷和煤焦油的工种；还可发生在接触化学溶剂和有机化学品的生产者和喷漆工；石棉矿开采和加工的矿工和工人；铬和镍化合物的生产者和焊接工。还有一些从事放射性工种的人也被认为易患癌。

　　小王是一个很阳光帅气的小伙子，从事演艺工作，可是最近他也心事重重了。原来是因为他的家人最近查出了两例肝癌，一个是他的伯父，一个是他的父亲，而且这两个人都没有肝炎等基础肝病，只是平时爱喝酒。所以他那天带着他的父亲和伯父找我看完病以后让家里人先到诊室外面等着，他留在里面想和我说几句话。他就是很担心他们家族中有肝癌的病根，担心他自己和他的弟弟也会得这个病。他说现在不都能进行基因检查了吗，他想让他弟弟和自己都检查一下，希望能提前进行基因治疗，预防癌症。我说我只是个中医，我也说不太清这些新东西。不过我告诉他中医也能起到预防肿瘤的作用。于是我又说起了那一堆话，医生给人治病就像是给一块生锈的铁除锈，西医做的是用尽各种办法把锈弄掉，或铲、或刮、或磨、或洗、或烧等手段，夹缝中的锈不易除去，那就需要介入科或微创外科大夫那样的手段了，要么把那块生锈的铁扔进浓酸中让它把锈腐蚀掉。总之他们又使那块铁锃亮了。可是过不了多久，那块铁又变得没了光泽，蒙上了一层新的锈，再如法炮制来一遍除锈。总有一天那快铁会被磨完或腐蚀完。比如肝癌，经过介入、微波、手术等治疗，把肝脏里的肿瘤消除了，但是很可能要不了多久又会在他的肝脏里长出新的肿块。我们中医的方法就像是先寻找使这块铁生锈的原因，比如环境的温度、湿度、酸碱度、光照强度等，然后加以调整，使之不具备导致那块铁生锈的条件。同时予以除锈，只是我们除锈的工具简陋了些，温和了些，我可以拿块抹布慢慢地擦，即使不能使那块铁变得锃亮，也可以不那么锈迹斑斑，也算看得过去。所以中西医在这时就显示了结合的好处与必要性。还是说肝癌吧，经过了西医的介入等治疗，把肝脏里的肿块消除了，下一步要做的就是防止肝脏里再长出新的肿块，这就需要中医来对这个患者的身体进行调理了，目的是尽量减少他身体长癌的条件。患者的身体原来偏于气虚的我们给他补气，偏于阴虚的我们给他滋阴，偏于肝火盛的我们给他清肝火，偏于湿热的我们给他清湿热等，总之我们是要破坏肝癌的生长条件，不让它长。这段话我在别的章节也说了，并不是我啰嗦，而是我觉得只有这样反复地说才能让更多的人知道这种观点，是不是有点像小沈阳那句歌"我手拿流星弯月刀、喊着像样的口号"，我也把这段话当成我的口号吧，不过人家那是行走江湖的需要，咱这是行医的需要。

见过小王的这个深夜，我在脑海里整理了一下这些年我见过的一些病例。

康女士的父亲六年前因为胃癌去世了，手术后做了三个周期的化疗，后来因为身体太差无法继续化疗。术后半年左右发现转移到肝脏了，做了介入治疗，又过了两个多月就去世了。刚刚忙完她父亲的事，她的母亲又查出了胃癌，进行了手术治疗，术后做了六个周期的化疗，术后一直吃中药，现在挺好的，多次复查均未见肿瘤转移复发迹象。经过了两位老人的病，看到他们手术、化疗、介入受了那么多的苦，陈女士心有余悸，她一方面对那些治疗给她的两位亲人带来的痛苦充满畏惧，一方面担心自己和家里其他人也会患癌症，因为她总是怀疑自己的家族中有癌症的病根。可是屋漏偏逢连雨天，她最近一年多总是反复出现胃脘饱胀不舒，伴有嗳气、烧心，有时还会感觉上腹疼痛，就去查了个胃镜，结果让她的心情雪上加霜，因为胃镜报告她患的是慢性萎缩性胃炎，病理报告为胃黏膜肠上皮化生伴不典型增生，她咨询了医生，也上网查了，知道这种情况患胃癌的概率很高。当时她就到我们科住院了。我告诉她根据我的临床经验，很大一部分病人通过治疗是可以逆转的，我们中医的方法就是连续服药半年以上，然后再复查胃镜或病理。经过将近八个月的治疗，前段时间她又到我们科住了一次院，复查胃镜显示慢性胃炎伴糜烂，胃镜检查的医生没让她做病理检查。我们咨询了胃镜检查的医生，他说当时胃镜下没有发现可疑病变组织，如果说做胃镜当时没有取活检，那就说明不需要再做活检。这说明她的胃黏膜肠上皮化生已经逆转。

有一位姓许的男病人，四十多岁，有乙型病毒性肝炎史二十多年了，之前一直没有进行正规的抗病毒治疗，只是什么时候觉得不舒服了就去医院检查肝功能，如果肝功能不好就用点保肝的中药或西药，转氨酶正常了就不再服药了。他是四年前开始找我看病的，那时他的肝功能异常，彩超发现肝内多发结节，最大的直径2厘米左右，我给他开了中药，同时出于医疗常规也建议他找感染科的医生看看要不要服抗病毒的药，但他总是认为西药副作用大，一直没有去。就这样他一直断断续续服了一年多中药，复查几次彩超显示肝内结节没有增加，最大的结节略有缩小，在 1.2 厘米左右。后来有一年的时间没再见到他。再次见到他时是在一年多前，他说总是挂不上号，就去了传染病医院，吃了抗病毒的药，但肝内结节增大到超过 2 厘米了，AFP 在这一年中由原来的 7 增加到了 50 多，他咨询了一些医生，知道这种情况患肝癌的概率很大，所以他又来找我看看中医有没有好办法。我告诉他不要过度担心，建议他到立体定向科问问，看能否做伽马刀把较大的结节做掉，接着服中药。他采纳了我的意见，做完伽马刀后又吃了半年多中药，后来肝功能在正常范围内，彩超没有在肝内见到大的结节，AFP 也降到了正常范围内，我建议他再继续服中药，可是他说总挂不上号，也不好意思总让我加号，另外中药也确实难喝，加上他在农村，经济困难，抗病毒的药又不能停，所以就没再继续吃中药。

有一位姑娘，二十多岁，还没有结婚，由于下腹痛在妇幼保健院查出左侧卵巢巨大囊肿，立即进行了手术切除，可是术后三个月左右又感觉下腹胀痛，再次查彩超显示卵巢囊肿复发，最大直径约 12 厘米，CA125、CA199 都很高，原来给她手术的医生说还要手术，因为瘤标高，不手术怕恶变，同时也怕囊肿破裂，但手术了也很容易复发。这给病人出了个大难题，不知道该手术还是不该手术，于是她和母亲抱着试试看的心情来找我，希望中医能有好办法。我给她们讲可以吃中药看看，因为根据我以往的经验，中药对卵巢囊肿的治疗效果还是很好的，有的病人吃药两个星期复查就没有了，当然这里面不排除西医讲的功能性囊肿，一部分可以自愈。没想到这一试让我走上了一条差点让我颜面尽失的漫漫长路，开始的几个月她的瘤标持续下降，到三个月左右都降到了正常，她们都很高兴，可是我却高兴不起来，因为彩超复查显示卵巢囊肿没有变化。我当时怕治不好会惹上纠纷，就劝她们去手术，可是她们认为瘤标下降了就是向好的方面发展了，没必要再手术了，要求继续服中药治疗。我也只能硬着头皮走下去了。之后一年左右，才见到囊肿渐渐缩小，直至服药到第三年复查彩超显示卵巢囊肿消失。患者和她的母亲万分感激，说这几年因为这个病也不敢结婚要孩子，现在准备结婚了。我也终于可以长出一口气了。

我们病区一年多前收治过一位六十多岁的病人，他是以咳嗽、咯痰、胸痛两月余为主诉，入院后增强 CT 显示肺纹理增粗紊乱，右肺下叶团块影，考虑肺占位，瘤标检查显示癌胚抗原（CEA）、神经元特异性烯醇化酶（NSE）、糖抗原 125（CA125）均有不同程度升高。询问患者从事的职业知道他是一名建筑工人，经常接触石棉瓦，而且他所在的村庄附近有很多玻璃厂，村中肺癌发病率较高。根据这些我们高度怀疑是肺癌，但多次痰检中未找到癌细胞，因为肿块靠近胸膜，考虑到气管镜检查可能会因纤支镜难于到达病灶肿块部位，故活检假阴性率高，建议行经皮肺穿刺检查，但我们做不了，同时家属表示即使是癌症也放弃治疗，所以就没做穿刺检查。后来进行一段时间中药治疗及抗感染治疗后发现肿块没变，但瘤标下降。出院后又服了近半年中药，瘤标降至正常范围，复查 CT 显示肺部肿块也小了很多，之后不再服药。他女儿总是说她的父亲是从癌症边上走过的人。

　　这几位都是有癌症病根的人，而且都走到了癌症的边缘，可是经过治疗他们并没有患癌症，还比原来离癌症更远了。这说明癌症是可以预防的，即使有癌症的病根也是可以预防的。我要告诉他们，癌症重在预防，预防癌症的重点对象就是那些有癌症病根的人群。很多次我与我们科的任博士聊起这个问题，任博士是我研究生时的师弟，我们整天在一起聊一些感兴趣的问题。我们发现一个很有趣的现象，从医这么多年，接触过那么多的所谓癌前病变的患者，却从没有发现一例癌前病变的患者后来发展成癌症的，弄得我现在为了想让人对癌前病变予以重视，举例都成了困难。我有时怀疑所谓癌前病变这个说法对不对，那些被认为癌前病变的疾病或病变真的会发展成癌症吗？那些关于癌前病变的研究有意义吗？任博士一句话解开了我心中的疑惑，他说你所见到的癌前病变的患者都是来治疗的，那些没治疗的说不定有很多已经发展到癌症阶段了，我们还开玩笑说我这是断了某科医生的财路，人家有劫财、劫色的，我这是"劫肿瘤"。

　　后来想想这虽说是一句玩笑话，可是也可以提倡啊，只是不能用"劫肿瘤"三个字了，要改成截肿瘤。如果我们通过治疗前面所说的那些所谓的癌前病变，让其不至于发展到癌症阶段，早期截住它，这不是一大功德吗？这也正符合《黄帝内经》所说的上工治未病，所以我觉得我们完全可以用中医治未病的观点来看待这些所谓的癌前病变，通过早期干预、治疗，让其没机会发展到癌症阶段。现在提倡治未病，很多大医院也开展了治未病门诊，但我不知道他们主要在做什么工作，我所了解的一些治未病机构其实就是给人做做体检，再加上点中医的艾灸、香薰、按摩、养生茶、养生汤等，价钱可不便宜，在体检中发现了所谓的癌前病变也只是建议人家定期复查，这不仅与中医的治未病原意相去甚远，还浪费了医疗资源，更有损中医的形象，难怪现在从上到下都把中医看作一门养生的学问，其实这是天大的误解。中医是有很好的养生作用，但它的主要作用还是体现在治疗疾病方面，养生只是它的副业。其实养生的手段多种多样，体育锻炼、弹琴吟诗、品茶赏花、登山漫步，这都能够起到很好的调节身心的作用，对健康非常有利，从而起到养生防病的作用。

　　总结这一章的内容，癌前病变其实不一定会发展成癌症，癌症是可以预防的，癌症重在预防，你的身体里或者你的家族中有所谓的癌症病根其实一点都不可怕，只要能够早期给予重视，早期干预，我想大多数癌症是可以预防的。

7 SIKAO AIZHENG
癌症患者的心态很重要

这个话题有关癌症患者的心态，癌症患者的心态在患者与癌症的斗争中有着至关重要的作用。

在临床上每天都会听到患者家属对我们说，患者不知道病情，千万不要让他知道。所以无论在门诊还是在病房我们都很小心，面对癌症病人真是如临深渊，一不小心就会惹来麻烦，所以在门诊无法确定患者是否知道病情的情况下只能写个中医的辨证作为诊断。肺癌的一般写肺气虚，肝癌的一般写肝气郁结，胃癌的一般写脾胃亏虚，这样做往往又因为诊断不明确惹来麻烦，其实我们医生真的很难做。在病房，各级医生、护士都要小心翼翼，如果哪个患者不知病情，每天交班时都要强调，医生、护士和病人交流时千万不能透露一点病情，否则就会惹上纠纷。前几天一个肺癌病人住在我负责的病床上，护士给他打针时他问护士是什么药，护士说是"康艾"（一种抗癌的中成药），结果他当成了"抗癌"，这一下病人精神垮了，家属跟我们闹。这也可以理解，人家瞒了那么久，就是怕患者知道病情后精神垮掉了。

有时患者不知道病情也可能真的更好。我有一位患者，是位六十多岁的老太太，确诊肝癌四年多了，家里人一直告诉她是肝硬化，因为她的肝功能很差，有腹水，所以也没做介入、微波、伽马刀等治疗，只是在我这吃中药，腹水多的时候我就给她收入院保肝、利尿、输蛋白。这四年多也没什么大的进展。现在还在继续瞒着她。

面对癌症，患者的心态很重要。我曾经接诊过一个女性患者，三十多岁，在一次体检中查出了大腿上长了个肿块，后来确诊是恶性淋巴瘤，化疗了一个周期，各方面都挺好，肿块也基本消失了，肝肾功能正常，通过熟人找我开中药。毫不夸张地说这是我有生以来遇到的最啰嗦的一个病人。我一共见过她三次，每次从一见到她就听她在那喋喋不休地讲她的病情，我只能在她讲话的过程中快速地趁她短暂换气的过程插上一句话，告诉她我知道她的病情。然后她就讲她治疗的过程，讲哪个主任给她看的，哪个大夫给她抽的血，哪个护士给她打的针。如果想不起来医生、护士的名字就会很急，让家里人帮她想，如果她的家里人也想不起来她就会发火，我会见缝插针地提醒她不需要说医生、护士的名字，可是她就像没听见我说话一样。再然后她就会给我讲她的各种检查结果，即使我告诉她那些结果我都看过了，她仍然像没听见我的话一样，把各种检查拿出来给我讲。好不容易听她讲完了这些，她又开始提问了，第一句总是"我还能好吗？"接着就问吃哪些好，哪些吃了不好。如果我给她说你所有的鱼都不要吃，她几乎能把世界上所有的鱼说一遍，她问"鲤鱼能吃吗？"我答"所有的鱼都不要吃。"她再问"带鱼能吃吗？"我答"所有的鱼都不要吃。"她又问"黑鱼能吃吗？"我答"所有的鱼都不要吃。"似乎永远没有结尾的问答，我当时真有撞墙而死的心了。没办法，只能强行让她闭嘴，我给她诊脉，告诉她诊脉时不能说话，结果她最多只能坚持五秒钟，又开始喋喋不休地讲，我只好匆匆给她开个方，仓皇离去。整个过程让医生没有思考她病情的机会。这其实是她过度紧张，过度关注自己的病情导致的，给这样的人看病真的会像赵本山小品里说的那样，大夫疯了。我最终没疯，是因为她只活了一个多月。后来我想，她就是一个被癌症吓死的典型。因为她的病情并不是多严重，而且治疗效果非常好，不至于那么快就死的。

后来我又遇见一个和她一样对癌症极度害怕的患者，虽经积极治疗也不过活了两个月。这是一个领导干部，平时身体非常好，也很注重保养，刚刚退休，到外地旅游了一圈，很高兴。回来后例行退休干部体检，不太妙，在肺部发现了一个小的阴影，他一听说查出病了，立马不行了，从此再也起不来床了，经过住院检查，确诊肺部有肿瘤，医生说是早期，但看他连床都起不来了，也不能吃饭，所以也不敢给他做手术。经专家会诊后决定先化疗一个周期。化疗后我到他家里给他看病。一进他的家门我吓了一跳，那么大的房子，大白天的什么也看不见，原来家人说他不愿意看见光，所以把窗帘全拉上了。家人拿了个手电筒照亮，把我带到他的床前，和前面那个女患者截然相反，他一句话都不说，只是不停地抖，我问他家人他是不是发烧，家人回答说不烧，他是太害怕自己得了癌症（当时都瞒着他，只说得了肺炎）。这个患者只进行了那一次化疗，就因为身体太差，没能继续治疗。我给他开的药倒是吃了，但他由于担心疾病，吃不下饭。再一次去看他是在一家医院里，短短不到二十天的时间，他已经瘦的只剩下皮包骨头，后来听说在我看过他之后没几天就去世了。

讲完这两个很极端的例子，我心里我长出了一口气。下面我就讲几个阳光的例子，让读者的心情不那么晦暗。

2007年的时候，有一位七十多岁的老先生来找我看病，他是一位肺癌患者，刚刚查出来，他自己和他的家人考虑到他年龄这么大了，原来就患有肺气肿、肺心病，就放弃了手术、放化疗，打算只吃吃中药，带瘤生存。这位老先生非常开朗，他每半个月到我这来开一次药，他戏称是来给他的宠物买吃的了。他说长个瘤子怎么了，我就当个宠物养着，我每天吃饭，它吃药，听话得很，不哭不闹地待在里面，每天喂它两回（他把每天两次喝中药说是喂宠物）就行了。他还说还是人家中医大夫好，你看人家贾大夫多和善，不像有的西医总想把我的宠物弄死。他说这些话的时候总是笑眯眯的，我知道他这都是玩笑话。老先生总共在我这吃了近两年的中药，复查过两次，也没什么进展，不好也不坏。后来他说要到他孩子那里去（好像是到国外还是别的地方，我也没细问），不能来开药了，让我给他开个能长期吃的方子。后来再也没见过他。不知老先生如今怎样，还在否？

肖老先生是位退休警察，我不知道在他的警察生涯中有没有立过功，有没有获得过什么英雄称号，只从对待疾病方面我觉得他绝对称得上英雄，用他自己的话说他是个"坏透了"的人，他说的这个"坏透了"是指他得的病太多了，全身各个地方、各个脏器几乎都有病。他在八年前查出肺癌，之后脑转移、骨转移，又有高血压、糖尿病、肾病、冠心病、肝硬化、布加综合征、三叉神经痛等。从八年前他查出肺癌开始，每半个月到我这开一次药，一天都不间断地服中药。每次化疗后他都很痛苦，但从不表现出一点灰心丧气的情绪，每当检查发现病灶增大了、转移了也不那么悲观或惊慌。不像有的病人，经过治疗后肿块消失了，各项指标也在正常范围内，只是某次例行检查发现有一项血液指标略有增高，医生告诉他有转移复发的可能，马上吓得不吃不喝，哭哭啼啼，好像生命就要走到了尽头。而人家肖老先生的心态是万里长征都走过来了，这点沟沟坎坎算什么。每一个癌症病人从一开始查出病来，都要面临着巨大的心理压力，要经过长时间痛苦的治疗，手术、放疗、化疗、热疗、微波治疗等，就像是走过艰苦卓绝的长征路，又要忍受上饶集中营、重庆渣滓洞的种种酷刑，有人倒在了长征路上，有人死在了酷刑之下。但只要挺过来了，你就是英雄，你就不要再怕那点转移复发的可能了。这些年我见证了肖老先生的癌症多次转移，见证了他一次次查出前面说的那些病，每一次他都说得那么平静，每一次听后我都感到心酸，却又感到欣慰，心酸的是每一位英雄是否都要走过那么艰辛的路，欣慰的是我的英雄并没有倒下，他总在战斗。每次他告诉我查出转移或复发的时候都会说"我又要去化疗了"，"我要做伽马刀了"，"我要去放疗了"，"我要去做介入了"，每次也都会说"这回全靠你的中药给我保驾护航了，要不然我可能坚持不下来"，我其实也很担心他的身体承受不了那些治疗，那么多的病，又那么大年纪。我想起了那句歌词"红星闪闪陪我去战斗"，我在心里对他说只要你不倒下，我愿做那颗闪闪红星照亮你战斗的路。愿我们的战斗之路更长、更长。

我在临床上见到的这样的英雄并不多。大多数患者同样走过了"万里长征"，最后却倒在了"沟沟坎坎"里。更多的患者及家属在这个时候是惶惶不知所措，往往一查出肿瘤复发转移了，就通过各种关系到处咨询专家，通过网络查询，通过与病友交流，最后弄得更是不知该怎么办。专家的观点可能不一致或相反，网络的信息更是让人摸不着头绪，病友可能给的是什么秘方，却又不敢用。二十多天前我负责的病床上一位乳腺癌患者复查时发现有一项血液肿瘤指标略有增高，骨扫描发现胸骨中下段异常，怀疑骨转移，就做了PET—CT检查，基本能确定转移，患者非常悲观，因为她只有三十来岁。我给她的建议是先局部放疗，之后再看肿瘤指标情况，如果瘤标没有过快增长，就以中药治疗为主，过段时间再复查，看能否抑制住肿瘤再决定是否化疗。患者咨询了一位留德回来的肿瘤学博士，和我的观点一样。她又咨询了好几位专家，都劝她化疗，她就去做了三个周期的化疗。这样的例子还有很多很多。

这一章不讨论治疗方案，我只谈患者的心态，心态真的很重要，不管你采取什么治疗手段。下面的几位患者接受的治疗都不一样，来看看他们的经历吧。

王女士乳腺癌术后四年多了，术后做了六个周期的化疗，在我这吃中药两年多了。两年前复查时发现右侧锁骨转移，她说不打算再做什么西医治疗了，吃吃中药就行了，反正孩子都结过婚了，也没什么后顾之忧了。可是我还是建议她积极治疗，因为她的身体很好，能够接受放化疗，而且她的性格很开朗。在我的建议下进行了放疗，并且坚持服中药。近两年复查都没有异常。

许女士患的也是乳腺癌，是一位新疆的患者，手术后三年多了，2013年8月复查时有四项血液肿瘤指标升高，当地医生建议她化疗，但她觉得没什么大碍，因为没查出转移的病灶，所以决定吃中药治疗，就来到徐州租了房子住，隔半个月左右来看一次病。这样连续吃了半年中药，经复查各项指标都恢复了正常。

还有一位女患者（因为特殊原因不便说出患者的姓氏），五十多岁，肺癌病史四年多了，三年多前查出了肺内多发转移、脑转移，西医放弃了治疗，一直在吃中药，现在的症状就是咳嗽，偶尔咯血，量不多，其他没有特殊不适，饮食睡眠都好，精神体力也好，每天还要做家务。

徐先生七十岁左右了，患有肝癌，两年前在南京的一家大医院做了一次介入治疗，效果不好，肝内病灶没有缩小，肝功能恶化，大量腹水，那边的医生断言只能活两个月了，不再给予治疗。后来患者就坚持服中药，一天不敢间断，现在肝功能基本正常，腹水消失，饮食、睡眠、精神、体力都很好。他的心态就是活着就别想死的事，操那个心干什么。

还有一位老先生肺癌病史五年多了，两年前发现脑转移，决定只吃中药，放弃其他治疗，按他自己的话说"活哪天算哪天，不折腾了，吃点中药就算治疗了，也不会被人笑话咱治不起"。我觉得这位患者心态挺复杂的，我也不想猜他的心态，但我看出他并不悲观，每次都是笑眯眯的，什么都不在乎的样子，颇有股笑看风轻云淡的感觉。他这一年多也没检查，每次我都出于医疗常规的做法让他复查一下，他总是说："不用查，也没什么感觉，查了有什么用，瞎浪费钱"。

这几位患者在面对肿瘤的复发转移时都很淡定，我写这几个例子也不是说要让患者都来接受中医的治疗，更不是鼓吹我的医术如何高明，我只是把我所见到的病例拿来讲一讲，让更多的人知道癌症并不可怕，心态很重要，我相信西医大夫也能举出很多这样的例子，我只讲我所见到的。至于中药在西医的治疗中发挥了多大的作用我不敢说，但至少也不会像有些西医大夫说的那样"不要吃中药，没有用，弄不好把肝肾功能都吃坏了"，这几位患者不仅没把肝肾功能吃坏，还都活得好好的，我觉得他们面对肿瘤复发转移时的良好心态是一剂救命良药。

有的患者就没那么幸运了，有些人把他们的死归结于西医过度的治疗，我是个中医，可以作为一个旁观者说句公道话。西医做了他们该做的，没有任何错，他们完全可以找到他们治疗的依据，可能很多就是按照指南上的方案做的。也许只能怪这些患者悲观的心态。

有一位女性患者，我已记不起她的姓名，已经是好多年前的事了。她是一位胃癌术后、化疗后的患者，在我这吃了大概有两个多月的中药，复查发现铁蛋白增高，于是很紧张，拿到检查报告后哭哭啼啼的，我当时劝她，这一项指标高也不一定就是复发转移了，就是复发转移了也不要紧，因为其他的影像学检查、内镜检查并没有发现肿块，治疗的方法也很多，可以化疗、服靶向药等，也可以加强中药治疗。她去做化疗了，从此没再见过她，半年多后听一个来看病的患者说"她化疗一个周期就不行了，主要是她心理压力太大，吃不下饭，精神垮了"，这位患者是她以前的病友。

这样的例子我见过很多，可是我不想过多地讲这样的例子，因为让人心情很压抑。人们常说笑一笑十年少，意思是说心情愉悦可以使人年轻。中医认为心主神明，人的情志是由心所主宰的，心在志为喜。现代研究发现心脏能分泌抗癌物质，而心情愉悦可以刺激这些物质的分泌。下面是引用的资料，我觉得很能支持咱们中医的这个说法。

2008年3月17日，美国南佛罗里达大学健康科学研究中心的首席科学家威斯里教授向全世界宣布：心脏可以分泌救人最后一命的荷尔蒙，它不仅可以在24小时内杀死95%以上的癌细胞，而且对其他绝症也有极好的治疗效果。威斯里被誉为揭开上帝"终极底牌"的科学家。

威斯里学生时代曾有二位最好的朋友韦德和詹姆斯，大学毕业后三人虽各奔前程，但一直保持着密切联系。2003年初，威斯里先后听到了两个不幸的消息，一是韦德患了严重的冠心病；二是詹姆斯被检查出直肠癌时已是晚期，两人都已没有太大的治疗价值。更为不幸的是，韦德的妻子安妮不久也被确诊为患有乳腺癌，而且也是晚期。威斯里心痛不已，此时他已是南佛罗里达大学健康研究中心的首席调查员，他下决心要尽自己最大的努力挽救老同学的生命。

韦德夫妇婉言谢绝了威斯里的治疗，他们决定用有限的生命去实现最后一个心愿——周游世界。甚至将他们全部的积蓄4万英镑慷慨地交给了旅行社，只向旅行社提出了这样一个要求：因为不知道哪一站是人生的终点，旅行社不得限制他们的旅行时间，直到他们中的一个离开人世，旅行合同才自行终止。旅行社通过调查了解得知他们确已时日无多，极可能生命的持续时间不足一月，而 4 万英镑足以支付两个人以最豪华的标准周游世界一年的费用，于是欣然签下了这样一份特殊的旅行协议。

这期间，韦德夫妇诚恳邀请詹姆斯一同前往，因为大家同病相怜，还有那么多可供回忆的青春记忆。詹姆斯对此怦然心动，但是威斯里却坚决反对，他认为三个人都不应该放弃治疗，但最终只有詹姆斯选择了接受威斯里对他的治疗。

此时，詹姆斯的生命已被医生预言进入最后倒计时，威斯里大胆地为他使用了当时尚未进入人体实验的一种生物疗法：用白细胞介素 –2（IL–2）N 的免疫调节作用进行直肠癌的治疗。IL-2 是由激活的 T 淋巴细胞产生的淋巴因子，对调节机体免疫功能、刺激单核细胞吞噬肿瘤细胞具有重要作用。在威斯里和生物工程实验室其他同仁的共同努力下，詹姆斯的病情很快得到控制，他活过了医生预言的"末日"，并继续存活了一年多的时间，直到 2004 年 6 月，詹姆斯告别了人世。这期间，韦德夫妇音讯全无，威斯里悲哀地预测他们恐怕早已不在人世。

然而，2004 年 11 月 7 日，威斯里突然接到一个从英国打来的越洋电话，竟是韦德！韦德在电话里兴奋地告诉威斯里，他跟安妮刚刚结束环球旅行，如果按照合同两人继续旅行下去，旅行社可能要破产了。因为他跟妻子回到英国后在最权威的伦敦皇家医院检查发现，不仅安妮体内的癌细胞全部消失，就连他自己的冠心病也处在没有危险的稳定期。威斯里惊讶极了，他立即飞往英国去看望韦德和安妮，看到两人容光焕发、精神矍铄的样子，威斯里几乎不敢相信自己的眼睛。

当天晚上，威斯里详细询问了韦德夫妇旅行过程中身体的情况。韦德直言，两人当时只贪恋旅途中的美景，根本没空想自己的身体状况。两人在北冰洋的冰川，极地不落的太阳中尽情体验生命的美好和世界的奇妙，只想让这一刻长久再长久，不知不觉就活过了医生预言的最后期限。后来在夏威夷的海滩边度假时，他们都感觉自己身体的种种不适似乎都不见了，而且精力越来越充沛。此后两人干脆不把自己当病人了，他们只把自己当成是世界上最幸运、最划算的游客，因为一年后他们在旅行中产生的费用已远远超过了出发前交的 4 万英镑，而只要他们不提出终止旅行，旅行社就不得不继续为他们按最高规格提供环球服务。

　　一年半后，已绕地球一周、重新回到英国伦敦的韦德夫妇主动提出了终止合约，旅行社这才如释重负。回到家乡的韦德夫妇迫不及待去伦敦皇家医院做全面身体检查，随后，他们被告知发生了奇迹，两人竟双双摆脱了绝症的威胁。听到这里，威斯里心里已经非常有数了，发生在老朋友身上的，正是人类一直没从"发生学"上揭开谜底的"自愈"奇迹。正是这次前所未有的旅行方式带来的"超值享受感"，夫妻二人在对大自然壮丽美景的美好体验中渴望生命长久再长久的意念，让他们的身体细胞结构产生了奇妙的变化，成功击退了医学手段无法解决的病魔。

　　威斯里突然想到已经去世的詹姆斯，如果自己当初没将詹姆斯强行拉进了实验室，而是和韦德夫妇一起去环游世界，那如今站在自己面前的，就是三个好友啊！强烈的负疚和自责让威斯里情绪极端低落，竟让他患上了轻度抑郁症，出现了头晕、心慌等一系列身体不适症状。威斯里也选择了"旅行疗养"，他亲自体验了韦德夫妇体验过的那种大自然的"疗法"，体验到了心情的愉悦对身体产生的正面调节和影响。旅行结束时，威斯里的抑郁症已得到彻底缓解，身心的一切不适都自行消退。他立刻将人的情绪是如何对疾病产生作用这一课题列为自己的研究目标。对心脏功能的研究一直是威斯里工作的重点，因为心脏在他心目中是那么神秘，威斯里坚信心脏的功能决不仅仅只是输送血液的生物机器。果然，威斯里的实验室相继发现了四种由心脏分泌的荷尔蒙，其中一种名叫缩氨酸荷尔蒙（也叫血管舒张因子）的心脏分泌物可以在 24 小时内杀死 95% 的胰腺癌细胞。最难能可贵的是，那仅剩的 5% 的癌细胞，其DNA 的合成速度似乎也由此受到影响，它们将不会再扩散出新的癌细胞。最后他们得出了如下结论：心脏分泌的荷尔蒙通过直接杀死癌细胞和抑止癌细胞DNA 合成以及癌细胞的生长来发挥效力，而非加速癌细胞的自我解构。并且这四种缩氨酸荷尔蒙还有助于降低人体血压并提高排泄人体内过量的水和盐分的能力。这意味着它们不仅对治疗癌症有效，对缓解冠心病的症状和肾衰竭都有疗效。这就是为什么安妮体内的癌细胞莫名消失，韦德严重的冠心病也能得到有效控制的根本原因。

这个研究结果是如此令人惊讶和振奋。威斯里接着挑选了100个志愿者，分别对他们处于各种情绪状态下的心脏荷尔蒙分泌情况进行了跟踪采集，发现人的情绪越高昂，心情越愉悦，心脏分泌的荷尔蒙就越充沛。反之，人处在痛苦、担忧、抑郁等消极状态时，心脏几乎完全停止分泌这种激素物质。这就意味着，在身患重病时只有保持心情愉悦，积极求生的患者，心脏才有可能分泌救命的荷尔蒙，当这种荷尔蒙达到一定量的时候，才能杀灭体内的癌细胞或抑制它们的生长，从而达到不治自愈的生命奇迹。而那些因为绝症整日忧心忡忡，活在痛苦绝望中的患者，则永远没有这种自愈的机会。由此看来，上帝其实给所有绝境中的生命都留下了最后一道出口，这也是上帝送给人类的最后一件礼物，只是这一张终极底牌，人类不走近生命的尽头，往往看不到它。

8 SIKAO AIZHENG
癌症也许可以提前预知

我在临床工作中经常遇到这样的情况，很多癌症患者的家属陪病人看完病后会问我，怎么能知道自己将来会不会得癌症，怎么去预防呢？或者有的人会问我，说他们家某位亲属得了癌症，怕自己会得同样的病，有没有办法提前知道呢？

这其实给我们提出了癌症预警这个话题。癌症预警就是要提早知道一个人患癌症的早期信号，最好能在其得癌症之前从某些信息预测他会不会患癌症。你如果打开网络去搜索"癌症预警"几个字，会出现很多的内容，我精简地总结了一些。

胃灼热。慢性胃灼痛、轻度恶心感，可能是胃癌的早期表现。如果服用抗酸剂后，这些症状仍然没有得到缓解，而且饭量比平时减小，饭后有腹胀感，建议及时就医，你可能患有胃食管反流，而胃食管反流会加大咽喉癌的癌前病变风险。

气促。呼吸急促可能是肺癌的表现。如果咳嗽了好几周都没好，不管是干咳还是咳中带痰，都有可能是肺癌的早期迹象，建议及时就医，拍 X 光片、做 CT 等检查。

流感样症状。主要针对胳膊痛。如果手臂和胳膊内部的痛感，随着时间增长变得越来越严重，很可能是因淋巴结肿大压迫神经导致的，这是肺癌的症状之一。这种痛感不像肌肉酸痛，而是固定在某个位置，与神经痛或关节炎疼痛类似。

腹胀。相比于男性，腹胀是女性较为常见的生理现象，但如果除去月经期前后，每月仍定期发作，尤其是没怎么吃东西，依然腹胀难受的话，建议及时去医院做 B 超等检查。因为腹胀是卵巢癌的常见症状之一。

排尿困难。男性小便困难，无论是尿不出，还是尿量少，常常想当然地以为是前列腺肿大而不当回事。但实际上，排尿困难也可能是前列腺癌的常见症状。建议及时就医，可通过前列腺特异性抗原等测试来确诊。

疲劳。虚弱、乏力是多种类型癌症的症状，尤其是白血病。美国癌症协会提醒，如果在睡眠充足、压力不大的情况下，仍然一直感觉疲惫不堪，建议尽早做个全身体检。不明的发烧可能暗示着癌症。大多数癌症都会在某个阶段出现发烧，通常是在癌细胞从原位转移到身体其他部位时。淋巴癌的早期症状与流感尤其相似，如持续发烧、疼痛等。

嘶哑。如果你上呼吸道感染症状已消失或过敏季节已过，但仍然声音嘶哑超过两周，尤其是症状继续恶化，建议做个检查。声音嘶哑或喉炎可能是喉癌、肺癌甚至甲状腺癌的外在表现。在很多情况下，声音嘶哑还可能是食管癌的唯一症状。

可是我觉得这些其实是已经患上了癌症，怎么能说是预警呢？就像防空预警，目的是要在敌方的飞机或导弹进入离我们的领空几百公里、几千公里，或离得更远时做出预警。现在人家的导弹、飞机都到你头上了，你还预什么警呢，等着挨揍吧。我认为所谓癌症预警，应该是在患癌症之前预知癌症的可能，就像有些学者说的那样，他们的某些研究可以提前五年或更早知道一个人患癌的可能，这是要用到基因诊断技术的。

几天前一位七十多岁的老先生来找我，说是在网上预约了很长时间都没预约到我的号，求我给他加个号，还说"人都叫你贾半仙，我看你是成精了"，这话听起来有些不顺耳，可是我知道他并无恶意，因为我们徐州坊间称我"半仙"、"大仙"、"神医"，还有许多其他的称谓，经常有人给我开玩笑说这是老百姓给我评的职称，这里面有老百姓对我医术的认可，也有戏谑的意思，我已听习惯了，我只是告诫自己"看自己的病，让别人去说吧"。原来他自己和他的女儿都患了癌症，是肺癌，大概四五年前他们都找我看过病，他是看胃病的，他女儿是关节痛，我当时告诉他们当心会出现较严重的肺部疾病，现在他们都患了肺癌，因此他就认为我"成精了"，因为我在几年前就给了他们提醒。

我真的没有"成精"，这只是中医知识和技能的运用。我们科有位大夫对我这项"预测疾病"（其实不是预测，他们已处于亚健康，我是结合中医的知识和技能去认识了亚健康而已，《黄帝内经》说是"上工治未病"）的技能深信不疑，她经常找我帮她诊脉，往往我说她有什么问题，她都说没有，而几天之后我说的那些问题都出现了，比如咳嗽了、头痛了、胃不好了等。我看过的一位胃癌患者，一见到我就说"你太吓人了"，我问"怎么了"，他说"你上次给我号脉说我耳鸣，我当时说没有，回到家就耳鸣了，再往前一次你问我头晕不晕，结果回家的路上就晕了，所以你一号脉再问我有没有什么情况我就害怕"。

《黄帝内经》讲"有诸内必形诸外"，意思是说一个人内脏有了毛病，在其外表一定会有所表现。过去中医不像现在的医生可以借助各种先进的检查、检验设备去查找疾病，只能凭借自己的眼、耳、口、手等感官去望闻问切，从而查找患者的疾病所在。好的中医要做到这些必须下一番苦功夫才能做到，你必须熟读中医经典，用心去体悟阴阳消长、寒暑移易，面对患者又必须凝神静气，与其感同身受，体察其正气之虚实、邪气之性质。我写过一段话，装裱后挂在我们科病房的楼梯口，作为对年轻医生的鞭策，我觉得这段话最能表现一个中医的治学、行医之体象。

自从医以来，经生死无数，吾辈伤生灵之横夭，念世间之疾苦，动恻隐之心，誓愿救厄难于百姓，施善心于黎民。从医者必潜心医道，摒弃杂念，一盏寒灯，半卷古书，悟天地阴阳之乾坤；三指浮沉，六脉虚实，查此身正邪之消息，感草木之春秋，共日月同晦明，然后方能精于此道，援草木之精以祛病魔、斩疾痛，救民于水火之中。

有了此番磨难，一个中医才算练成了，他才具有了见微知著的中医真功夫。

既然有诸内必形诸外，那么肿瘤这么严重的疾病在它还没成形的时候也必然会有一些蛛丝马迹，但我们在临床中未必都能发现。同时处于这个阶段的患者也未必会来就诊，因为他（她）们还把自己当成健康人。

时间太久，我已回忆不起当初凭什么说那个老者和他的女儿会患那样的病，但我根据多年来仔细观察思考肺癌患者的体质特点，以及那些反复来就诊、后来又患了肺癌的患者的体质变化，我发现他们的体质在患癌前后似乎有某些共性，而这个共性就是他们患癌的条件。如果我们在他们患癌前对其体质异常予以纠正，或许可以阻止癌症的发生。

前几天查房时看到我们病床上的一位肝癌患者的全身皮肤布满了黑斑，经过问诊得知这些黑斑都是近两三年才出现的，这位患者是两个月前查出的肝癌，我对我们的年轻大夫说如果我们两年前发现这些黑斑就给予治疗，很可能这位患者就不会患肝癌。但这并不是说黑斑与肝癌有直接对应关系，有黑斑不一定患肝癌，患肝癌也不一定有黑斑。我要表达的意思是这个患者既然在患病前身上突然出现了那么多黑斑，说明他的身体内环境出现了失调，这种失调会使他患某种疾病，可能是肝癌，也可能是肺癌，也可能是肠炎或其他什么病，只是预示他有患某种疾病的可能。所以应该及早干预。这就好比在铁块生锈之前改变某些使铁块生锈的条件，防止生锈。

我曾看过的一个女性患者，五十岁，过去常常来找我看中医，她那时候其实也没什么病，主要是睡不好觉，失眠，有时整夜睡不着，再一个就是手心热，烦躁，经常头痛，月经期间头痛加重，好像这是困扰她的主要问题。这两年月经没了，头痛发作减少、减轻了，加之难挂号，她就没再来找我。今天来是因为她在一个多月前查出甲状腺癌，已经切除了，她怕癌症复发，所以又来找我开中药了。她说要是当初听我的话就好了，原来那时我告诉她说她的体质偏于少阳火盛，火性炎上，所以她容易患上身体上部的增生性或恶性病变，比如甲状腺、乳腺、鼻咽等部位的病，我劝她经常做瘤标检查，常规体检是没这个项目的，并把我的那套少阳相火过盛致癌的理论讲了讲，但是我知道她也听不懂，更不感兴趣，也不相信。直到现在除了我们科整天跟着我的几个年轻医生相信外，可能他们都是博士、硕士，理解力更强，而别的人都不感兴趣。当时她每年的常规体检也没发现甲状腺、乳腺结节、增生之类的病变，所以也没把我的话当回事。这次我又给她粗略地讲了我的那套少阳相火过盛致癌的理论，如果当初她能够坚持吃中药抑制身体内过盛的少阳相火，也许不会患癌症。现在既然她已经患上了这个病，并且已经手术切除了，那下面的工作就是要预防癌症的复发转移了，这个工作可能还要靠中医中药，因为在此时手术就像那些除铁锈的手段，而防止这块铁再次生锈的方法就要靠治理它所处的环境条件了，不给它生锈的条件就不会生锈。虽然她依然听不懂我那些对她来说就像孔乙己的话一样的理论，但是她说以后跟定我吃中药了，因为她信任我了。

　　诸如此类的人体的一些异常表现可能为我们提前做出了癌症预警。我不知道有没有科研工作者做过这样的研究，把人体一些异常表现与癌症的关联做一个深入研究。可能有些科学家做了类似的研究，比如皮肤表面的黑痣与黑色素瘤的关系；白发变黑发，老年人忽然间头发变黑了，这很可能是垂体肿瘤、肾上腺细胞癌等严重疾病发生的早期信号；游走性静脉炎，此类病症多见于胰腺癌患者。科学家又提出了可以基因预测癌症。但我觉得这些可能是癌症的早期表现，或者是某些特定的癌变倾向，与我所说的癌症预警不同，癌症预警应该更早，是可以预防癌症的发生的。

　　中医的智慧真是无穷的，虽然我们不易发现那些极早期的癌症患者，但我们会更早地预知某人患癌的可能，而且我认为这种预知可能不输于现代科学的从基因预测癌症。

　　比如我在临床上也曾见过好多病人（包括各种疾病）的舌苔近几年持续表现为苔厚，而且很难通过治疗改善，他们中的一些人很大比例几年后都患了癌症。我曾经接诊过一例肝硬化患者，他的舌苔始终表现为黄厚腻苔，经过治疗很难改善，结果两年后他查出了胃癌。一位男性司机，四十多岁，前几年经常来找我号号脉，他的舌苔一直很厚，可是他没有什么不适，所以也不愿服药，三、四年后他就患上了浆细胞瘤。这些长期舌苔厚的人可能为我们提前预警了这些人患癌的可能。

有一家姐妹两个人过去三年多时间整天带着她们的父亲来找我看病，她们的父亲患有糖尿病、高血压病、冠心病、肾功能衰竭，还有过敏体质，经常患湿疹。她们姐妹两个人经常在陪他看病的过程中向我说一下她们自己哪里不舒服，让我给号号脉、开点药。我发现她们也都是过敏体质，都有肝火旺盛的证，比如经常眼干目涩、迎风流泪、口舌生疮、烦躁失眠、心悸不安，经常颈部、腋下或其他部位的淋巴结发炎，她们都是五十多岁，我根据这些，结合我自己提出的少阳相火妄动致癌的理论，认为她们会患癌症，只不过我当时不好对她们说这些，说了人家也不信，或者会生气。结果先是妹妹查出了甲状腺癌，几个月之后姐姐查出了肺癌。

还有一家人也是类似的情况。七八年前这家三岁左右的小孙子经常发烧、咳嗽，因为之前总是静滴抗生素，后来家人觉得抗生素副作用大，容易复发，就开始找我开中药，后来发现中药效果很好，所以一家人一感冒发烧就来找我开中药。这样一来我对这一家人的体质情况都有所了解。这家人也是有一种少阳火盛的表现，符合我所说的少阳相火妄动致癌的理论。结果近两年内先是奶奶查出胃癌，接着孩子的妈妈患上了甲状腺癌，再接着是孩子的爷爷体检发现好几项肿瘤指标增高，但经进一步检查未发现肿瘤存在，可是他已是走在癌症边缘的人。这几个人虽然没有血缘关系，可是都有共同的患癌倾向，我想这与他们相似的体质有关，而造成这一现象的原因可能是他们长期在一起，具有相似的生活方式，影响了他们的身体，形成了相似的体质。

我认为中医可以对癌症做出早期预警，依据是通过望闻问切得出的辨证，以及中医理论的综合运用。就像前面我所举的几个例子，我通过中医的知识与技能判断出那些患者有患哪些病的倾向，比如有的人身体出现了某些特殊的表现，有的人是某种特定的体质类型，有一些人是因为他们所处的家族有患癌的倾向。例如有乙肝病史的家族成员患肝癌的概率较大；有肺部病史，尤其是肺部变态反应性疾病史的家族成员易患肺癌等。有的人是因为家族中某些特定的生活方式，这也表现在某些癌症的地区高发性上面，比如河南林县的食道癌高发。所有的这些我们作为一个中医大夫要能够凭借自己敏锐的观察力与思维，借助中医望闻问切的诊病方法，及时发现某一个体身上所表现出的某些异常，从而做出癌症的早期预警，这种方法要早于现代科技的手段。我曾经看到一个电视节目上说外国科学家训练狗去嗅病人的血液或体液等，能够较早地判断这个人是否患有癌症，这种方法要早于现代科技手段，他们凭借的是狗的异常灵敏的嗅觉。但我还是认为这种方法不如咱们的中医，因为狗能嗅出的其实还是已经患了癌症的病人，只不过比现在的科学仪器或实验更早些。我所说的中医能做出的这个预警是在一个人没有得癌症之前的状态。

现在有的医院设立了一个新兴的科室，叫防癌科，我不知道他们在做什么样的工作，但我非常欣赏这样的举措，这是有识之士的作为，但愿我这本小书也能成为防癌之书。

9 SIKAO AIZHENG
癌症复发转移了是生命的末路吗

　　多年前当我遇到肿瘤病人的时候，如果他们问起我中医治疗肿瘤的作用是什么，我就会回答他们说中医药可以预防、减少或延缓肿瘤的复发转移。那时候我虽然已经有了自己的治癌理论，但并不像现在这样有很多有效的病例可以给我足够的底气让我告诉他们中医同西医一样可以抗肿瘤，甚至从肿瘤的整个病程看有可能优于西医的治疗。而关于预防、减少或延缓肿瘤的复发转移就会使很多人对中医犹豫不决了，他们会问你所说的预防能保证不复发吗？我回答说不能保证，他们就会很失望；他们问有多大的比例可以减少复发呢？我也没法回答，因为这是临床，不是实验室，他们也很失望；至于延缓复发转移就更让人没有信心了，他们说你能延缓多长时间呢？他们会感觉自己仍然身上背了个定时炸弹，随时爆炸。每当此时我都会苦口婆心地给他们讲延缓复发转移的意义。当一个癌症病人经过了减瘤、威瘤治疗之后，或者说是经过了手术、放化疗等治疗后，患者的体内再也查不到肿瘤的蛛丝马迹了，这时候最主要的就是要预防复发转移了，临床上针对不同的肿瘤有各种不同的策略和手段。当然这些手段中包括中医中药。

　　为什么一个患者的肿瘤已经彻底没有了踪影，已经治愈了为什么还要再继续治疗呢？因为很多癌症会复发转移的，我通过多年的临床观察和思考认为，肿瘤转移复发得越早，恶性程度越高，再次治疗的难度越大，治疗的效果越差。就是说你治疗后半年内复发的一般比治疗后一年复发转移的预后差，治疗后五年复发转移的远远好于治疗后一年复发转移的。为什么会这样呢？我的观点是肿瘤的复发都是由于那些在前面的治疗中处于休眠状态的癌细胞再次活跃起来，进行分裂增殖，形成新的病灶。肿瘤复发得越早，它所处的身体环境越恶劣，因为那是一片刚刚经历了战火摧残过的世界，经过了手术、放化疗等，那样的环境并不适合它的生存，按照我前面讲过的逃逸学说，这时的肿瘤细胞就会进一步恶化变异，导致其恶性程度更高，所以治疗起来更加困难。

我认为延缓肿瘤的复发转移同样重要。而一旦出现了复发转移，远期治疗效果的好坏取决于医生的决策。我经过反复的临床观察与思考得出这样的结论，复发越早的，我们的治疗手段应当越温和；复发越晚的，我们的治疗应该越强烈。就是说越早复发的，我们选择治疗方案的时候就应当尽量不去刺激肿瘤，而是尽量为肿瘤细胞提供一个舒适安逸的环境，也就是我前面所讲的安抚肿瘤，这里就用到了我的不治之治与逃逸学说，因为此时的肿瘤细胞所处的环境相对恶劣，肿瘤细胞更加趋向于逃逸，恶性程度更高；而对于越晚复发的肿瘤，就可以采取较为强烈的治疗了，根据具体病情，可以手术，可以放化疗。很多医生与患者倾向于一经发现肿瘤的复发转移，也不去思考病情所处的时期，盲目地采取强烈的治疗，虽然这样做在短期内可以看到肿瘤组织或肿块的缩小，或者是瘤标的下降，但是我所见到的很多患者远期效果并不好，往往很快出现新的病灶或瘤标再次升高，最终肿瘤无法控制。所以现在临床上很多人有这样一种观点，他们认为肿瘤复发转移了往往就是肿瘤晚期了，意味着走到了生命的尽头。而我不这样认为，这基于我的临床所见。

今天中午我在诊室里休息，小憩一会，喝了杯茶，刚想站起来打一遍太极拳放松一下，因为经过了一上午紧张的门诊很疲劳，下午还要接着看病人。这时一阵急促的敲门声响起，我打开门一看，是一个朋友，还没等我开口，他就迫不及待地说起来了："怎么办，怎么办，我刚拿到检查报告，怀疑转移到肺部了。"这人四十岁不到，前几个月刚查出了肝癌，并立即到上海进行了手术切除，医生说手术很成功，因为他原来也没有乙肝等基础病，所以不用进一步治疗，术后定期检查就行了。他是个活得很讲究的人，每个月都要查一下肝功能，并定期查彩超，平时感觉哪里不舒服也是马上去查。这不二十多天前他感冒了，吃了点感冒药，感冒的症状消失了，但仍是咳嗽，而且体重明显减轻，今天上午就查了个肺部 CT，发现肺部有几个阴影，AFP 也由原来的 10 增加到100 多，拿到报告后他就给曾经给他看过病的几个大夫打了电话，由于他自己也是学医的，大家就不再隐瞒，告诉他基本可以考虑是转移了。看到他绝望的表情，我能理解他此刻的心情。我又拿出了那句常常劝病人的话：咱万里长征都走过来了，还怕这点沟沟坎坎吗？你当初刚查出肝癌的时候比这还绝望吧，经过了手术这几个月不是挺好的吗？现在只不过又看到肿瘤了，咱就当长征还没走完，还有些沟沟坎坎要过。可是他还是异常沮丧，因为他也接触过很多肿瘤病人，他说肿瘤转移了就没有希望了，他见到的病人只要是转移了就算是积极放疗、化疗也活不了多久。我知道我说服不了他，就问他："你来找我是什么目的呢？"他说他也不想再做放化疗了，因为他看到的病人似乎在这种情况下再做放化疗也没有多大帮助，还不如吃点中药，也许生存期更长，还不用承受那么多放化疗带来的痛苦。我说你这不是看到希望了吗，我们目前还不能完全治愈肿瘤，现在所有的治疗不都是为了更接近治愈吗？不都是为了更多地延长生存期吗？不是有人提出肿瘤是慢性病吗？不管这个说法对不对，咱就把它当成慢性病慢慢跟它耗吧。你看到的转移了的病人积极放疗、化疗也活不了多久，但你看过这种情况下放弃了这些治疗，仅仅服用中药获得了较长生存期的病人吗？时间有限，我说了句也许永远不能兑现的话，等哪天有空我给你讲讲一些病人的例子，看看他们在这种情况下是怎么做的、结果怎样。

夜深人静，我想起这个朋友的遭遇，脑海里浮现出他绝望的表情，不禁为众多和他一样的病人痛心，于是忍不住继续写下来，愿我的一点想法能给更多的人提供一些参考，也向我的朋友兑现我那句常常是一句空话的许诺。

当天下午，一个老病号来找我，是位五十多岁的女性，风风火火地拿着几张 CT 片子和报告，兴高采烈，这是我从没见过的场面。她在我这看病三年多了，每次都是愁眉苦脸的，她患的是肺癌，确诊四年多了，一开始做了六周期化疗，不仅原位癌没有缓解，肿瘤还有所进展，同时出现了肺内转移，原来只是在右肺下叶见到肿块，现在两肺散在多发结节。肿瘤专科医生和呼吸科的医生都认为没有治疗意义了。她三年多前开始在我儿吃中药，多次住院检查，前两年几乎每次检查都说肺部病灶较前略有进展，之后开始出现咳嗽加重，咯血，每次复查示肺部病灶无明显好转。每一次她都感觉自己离死亡更近了一步。这次之所以那么高兴是因为最新的检查结果显示比原发病灶缩小，转移灶无进展。三年多的艰苦卓绝的战斗（在她看来中药真的很苦，不好喝，每次喝药就像打仗一样）终于看到了胜利的曙光，她不仅没有应验三年多前医生说得最多能活半年的预言，这三年活得还算不错，能吃能喝，能做家务，现在又看到肿瘤略有缩小，能不高兴吗？

其实我最近一直在思考癌症转移的问题。在写这本书时，我把最近几年治疗的在我脑海里有深刻印象的病例搜罗出来，虽没有做统计学处理，只是从大概的比例推测得出这样一个结论——近九年来在我这里看病的肿瘤病人中，目前活得时间最长的是一例肿瘤转移病人，已经八年多了，患者是一位老年女性，当然她是最早找我看病的一批人中的。也有很多在这几年中某次复查时确诊或怀疑出现了肿瘤转移，他们或进行了西医的再次手术，或放化疗，或介入治疗，或微波治疗等。有的只是发现血液肿瘤指标升高，如 CEA、AFP、CA125、CA199、铁蛋白等升高，或者是影像学检查，如 CT、彩超等发现某个脏器阴影、淋巴结肿大、乳腺肿块等，但他们仅仅是坚持服中药。经过几个月、一年、甚至两三年的时间复查上述检查仍怀疑转移，但他们坚持服药，有的终于再次复查时看到了转机，或者是瘤标降到了正常范围，或者是肿块、肿大淋巴结消失。

在这里我并没有说哪种治疗好，没有因为我是个中医就鼓动患者不要去手术、放化疗，没有劝他们吃中药。有时遇到病人或家属咨询，让我帮他们拿主意是选择西医治疗还是中医治疗，我跟他们讲，这就好比去饭店吃饭，你可以去这家店吃，也可以去那家店吃，我不能说人家的不好，夸自家的好。如果你选择了中医、选择了我，我会尽心尽力去给你治病，因为这是我的职业，我会想尽一切办法去为你治病，这是医生的道德底线。下面我就讲一讲他们的故事给大家听听，但还是不免李下整冠之嫌，却又无法避免，因为我能记起的病人都是我自己看的，他们无论是否经过了西医的治疗，都在我这吃了中药。咱们只读故事吧，不要管是哪个医生的治疗起的作用，因为这一章内容的初衷是为了让大家看到肿瘤转移并不是生命的末路。

最近刚把我们病区的一个病人转到了放疗科，这是一个三十多岁的男性患者，三个多月前查出肝癌，做了介入治疗，近半月余感觉头痛剧烈，以前额为主，住到了我们病房。经检查发现颅骨转移，这种情况我认为做放疗或伽马刀是首选，请两个科室会诊后决定放疗。但是我反复交代这个患者，让他做完放疗后一定来我这里吃中药。这并不是因为我想要争病人，其实我每天都因为病人太多而烦恼，但我很想帮助他。因为这是一个农村的患者，三四十岁的年纪，正是家里的顶梁柱，而且这个人很忠厚，我真的不忍心他过早走掉，也不忍心看他花得倾家荡产，然后死去，我不敢想象一个农村家庭有这样一个病人后的情景，因为我也是农村出来的。我想让他结束放疗后不要过多地进行其他治疗了，就来我这里吃吃中药，或许更省钱，能……（我很犹豫不知怎么说），还是直说吧，能活得更长、更有生存质量。我知道这样说会得罪很多人，但我面对这个病人，良心让我不能再有那么多的顾虑。

我敢这么说并不是信口开河，我有底气这么说是因为我见过太多这种情况下正反两方面的例子。

写到这里我怕朋友们误解我的意思，还是先声明我没有反对患者在这时候去做手术、放化疗、伽马刀、热疗等现在临床常用的手段，我只是想表达一下我的观点，不要过度治疗。尤其是肿瘤转移后的病人，可以在适当的手术、放化疗等基础上给予中药治疗，这样既避免了本已被肿瘤消耗得很虚弱的身体雪上加霜，又可以通过中药扶正恢复机体的正气，提高抗病能力。而且本身中药就有抗肿瘤的作用。

几年前我曾经接诊过一个患者，是位县级领导，患的是结肠癌，在上海做了手术，术后做了六个周期的化疗，再之后就吃虫草、人参、燕窝等大补之品，同时每周注射两次进口胸腺素增强免疫力。可是没过多久就出现了原位复发，西医考虑再次手术，可是因为伴有腹腔感染，暂时不能进行手术，患者反复出现肠梗阻。就找到我，想问问中医有什么办法，我当时给他们家的建议是吃中药，如果感染控制不好可以给予抗生素。经过一段时间的治疗感染控制了，我根据患者当时的体质，建议他们保守治疗，如果体质能够好转，再在适当的时候手术或放化疗，但不要同时都做。那样可能会使患者元气大亏，反而不利于病情恢复，加快肿瘤发展。但我的话相较于西医大专家的话显得苍白无力，人家仍然来了个全套的，手术做了，化疗也做了，但是在准备做第三个周期的化疗的期间又发现了肝转移。此时患者的身体已大不如前，我建议他们只吃吃中药吧，必要的时候给予营养支持。但此时他们心中最大的病是病人肝脏里那个转移灶，使他们不得安宁，务除之而后安。于是经过多方会诊，又做了介入，这下肿瘤彻底看不见了，但也不见了患者当初见我时的那份精气神，与初见时判若两人，原来一米八几的个头，体重九十多公斤，现在瘦得皮包骨头，面色晦滞，此时我还是建议他们光吃点中药调理下就行了，哪知他们说等恢复一下还要去做化疗。只是他们没等到那样的机会。这是一个典型的过度治疗的例子。

在其他章节我也讲了一些过度治疗的例子，这里就不多讲了。我这些年接触的这样的病例还有很多，分析一下过度治疗的原因主要是三种情况。第一种情况，也是最多的一种，那就是医生怕纠纷，为了自保，只要是满足放化疗的指标，大夫就给你做，反正也不违反医疗原则，即使人死了，你也怨不到大夫，大夫是按照这个病的诊疗指南来的。但假如大夫不给病人这样治疗，可能病人的生存期、生活质量等指标会更好，但患者如果闹纠纷，你医生还真有口难辩，人家病人是找你治肿瘤的，你放着肿瘤不管，还去谈什么延长了患者的生存期、提高了患者的生存质量、让患者活得更有尊严，人家会说我们找你就是治肿瘤的呀，你不给我们治肿瘤却在那瞎弄，你说要是碰到这样的情况大夫多冤啊！有时好人真的很难做。就像我的门诊一样，每天会有很多挂不上号的人请求加号，实在推辞不掉我就加，天天把自己累得半死，但是这些得到加号的人下次还会不预约，到了下班时再来求加号，说上次就是你看的，你要负责到底，不管你大夫累成了什么样。有一次我看到最后头一晕趴在了桌子上，头都抬不起来，竟然还有人说都下班那么长时间了，大夫还不抓紧点，磨磨蹭蹭，装病。唉，人心都伤透了！第二种情况是病人和家属治病心切，务求把肿瘤赶尽杀绝，在他们看来用的方法越多，用的药越贵，看的大夫越多、越有名，那就代表他们重视了，才能表达家人对患者的重视、关爱，患者的病就能好了。这样的人往往会到处求医，有钱、有地位的，跑遍全国的大医院（我这样说有夸张的成分），甚至到美国去求医。次点的也会在省内、市内遍访名医。这些人往往把现有的治疗手段用个遍，甚至用过各种中医秘方，吃过很多种中成药，吃过很多保健品，吃过虫草、燕窝、海参、西洋参、人参、阿胶等补品，俨然把自己的身体当成了药物试验基地，把每一种治疗、每一种药、每一种秘方、每一种保健品、每一种补品当成了救命稻草，希望能治好自己的病。可是往往事与愿违，这些人反而生存期更短，生存质量更差。我发现（可能别人也注意到了，只是我多嘴）一种现象，有两种人得了肿瘤生存期更短，一是一些有钱、有地位的贵人，一是没钱、没地位的穷人。前者是过度治疗，后者是消极治疗或放弃治疗。而那些普通人往往活得更长，因为他们的经济状况能够承受常规治疗，却接受不起过度治疗。不知说这话会不会得罪人，先道个歉，我一介书生，说话直来直去。第三种情况很少，但我也不否认它的存在，就是一些医生没有医德，利欲熏心，为了自己的经济效益不顾患者的身体和经济情况，诱导患者做各种检查、接受各种治疗，用各种贵重药。有一个熟人，六十多岁，人非常好，患了肝癌，我本来劝他到我们医院来看看能否做介入或伽马刀治疗，治疗后再吃中药。可是他们家有个比我更近一层关系的亲戚在另一家医院，把他弄到那边去做介入了。我真想不通短短五个月时间做了六次介入治疗，由于每一次介入治疗后患者都要发烧十几天，胃口很差，所以也没法吃中药。最后一次去做介入治疗前我去看了他一次，人已经很虚弱了，我劝他不要再做了，但他们家人都说那边的专家说再做一次。于是就去做了，做完后人就不太好了，医生竟然还动员他的家人在肝脏内植入了几万块钱的放射性粒子，并告诉他们人活不了几天了。我一直想问那个专家，你在那么短的时间内给这样一个患者做了六次介入治疗，是不是多了点呢？也许我不是介入科医生，你可以说我不懂，但是我还想问问，你明知道他都快不行了，为什么还要动员他在肝脏内放入那么贵的放射性粒子呢？我不说这会加速患者的死亡，我只想说他一个农村患者，四十多万元的医疗费，让他的家人如何承受呢？可能我们都达不到已故名医章次公先生说的那样"神仙手眼，菩萨心肠"，我觉得做一个医生，不要求你的医术有多高，也不要求你多么高尚，只要良心还在就是个好医生。

总说过度治疗，我怕得罪人，咱们就说说那些肿瘤转移之后经过适当治疗（我实在找不到一个更恰当的词去表达我的观点，只能说适当治疗了）获得了较长时间带瘤生存的例子。

从近的说起吧。我一般举例的病人都是近几天看到过的。今天在门诊的走廊里我看到了六年多前即开始找我看肿瘤的祁老先生，他患的是前列腺癌。最近有半年多没见他了，简单地问了几句，知道他现在刚刚复查过，各项指标都很好，由于喝了那么多年中药，也不想喝了，也难挂到号，所以有半年没来看了，今天是陪老伴来针灸的。祁老先生在八年前查出患前列腺癌，做了放疗，两年后的一次定期检查中发现 PSA 明显升高，骨扫描怀疑腰椎转移，当时医生建议他再做化疗，但家人考虑患者年龄大了，也没什么不适，所以决定暂不化疗，想吃吃中药看看。大概吃了一年多中药，期间三次复查 PSA 略升，或略下降，复查骨扫描一次没变化。所以继续用中药，到了两年多的时候，多次复查 PSA 逐渐降低直至正常，骨扫描仍无明显变化。我觉得骨扫描所见可能是良性改变，如果是转移灶，应该早就发展了。还有一种可能就是确实是转移灶，但通过治疗使它没有进展。不管怎么说他的 PSA 降到了正常，说明治疗是有效的，患者这些年的生活质量也很好。患者自己也说幸亏当初没再做化疗，如果做了现在可能都不在了，你看那个某某某，和我一样的，早就没了。

同样在门诊，我看到了刘女士，她五十多岁，患的是原发性肝癌，手术后两年多了，半年之前复查各项指标都很好，AFP都在正常范围内，可是自从半年前起，她的AFP持续增高，由原来的个位数逐渐增加到十几、二十几、五十几，一个多月前增加到275，有医生告诉她这是肿瘤进展的表现，但全腹增强CT未见异常，PET-CT检查也未发现新发病灶，所以医生建议她定期检查，密切观察，她越来越紧张，吃不好，睡不好，每半个月查一次AFP，还是继续增加，一个月前开始来找我，我劝她不要查那么勤，可是她吃了半个月的中药又去查了，又增加了，她几乎绝望了，在我的诊室就哭了，我劝她继续服药。昨天是吃中药满一个月了，她又去查了AFP，结果降到了200，这下她兴奋得不得了，说这半年来终于看到AFP下降了，而且还一下子降了那么多，看样子不是癌症复发了。我只好说应该没事，再继续吃药。

朱老先生是个奇迹。他在五年多前开始找我看病，是肝硬化腹水，当时在一家医院住院，经保肝、输注白蛋白、利尿等治疗腹水还不能减少，肝功能也总是没有好转，于是来吃中药，经过半年多治疗肝功能基本恢复正常，腹水也消失了。可是没多久出现了肠梗阻，到医院一检查发现回盲部有一个巨大占位，立即手术切除，确诊为回盲部肿瘤，医生考虑到他有肝硬化史，也没建议化疗。可是术后三个多月又出现了肠梗阻，检查发现靠近回盲部又出现一个占位，医生建议再次手术，家人考虑到患者年龄大，又有肝硬化，短期内两次大手术患者可能难以承受，又来找我要求中医治疗。经过中药先治疗肠梗阻，然后就从此打响了长期战争，现在仍在进行中，患者唯一的症状就是有时腹痛，剧烈时吃一片氨酚曲马多可以缓解，肝功能一直正常，精神、体力都很好，饮食、睡眠俱佳，体重比手术后增加了二十多公斤。但这个老人很倔强，就是不愿意复查，所以他的肿瘤到底怎样不得而知，他总是说"活得好好的，不要查，反正不是癌症，要是癌症早死了"，原来这些年来他的家人一直瞒着他。

今天我又在门诊见到了王女士，她是位乳腺癌患者，在别的章节我也拿她做过例子。她是在术后、化疗后两年多又发现了右锁骨转移，当时很悲观、很绝望，儿子还没有结婚，所以她非常希望医生能让她再活几个月，看到儿子结婚。我当时劝她不要那么悲观，她只是发现了右侧锁骨转移，部位局限，我建议她去做放疗，也可以再做一两个疗程的化疗，她采纳了我的意见，放疗结束后又做了两个周期的化疗，虽然有医生建议她继续化疗，但她比较信任我，就没再继续化疗。从那之后一天不敢间断中药。这不刚在我们医院检查过，各项指标都正常，孙子都快四岁了，出于对中医的信任，每次她的孙子生病了都会来看中医。

邵老师、华老师分别是我小学、初中时的老师，他们两人找我看中医都五年了。邵老师是肺癌，华老师是多发性骨髓瘤，二位老师都是化疗后复发，五年前我开始每周日到我老家的医院坐诊，他们都找到了我。当时邵老师的情况还好，只是咳嗽，其他都还好，身体情况较好，年龄也不算大，六十多岁，转移灶在肺内，所以我建议他再化疗几个周期看看，可以根据具体情况决定化疗的次数，身体能承受就多做，不行的话就少做。邵老师做完第二个疗程的化疗就说什么也不愿意做了，他说太痛苦了，当时他也很悲观，认为肿瘤都转移了，不知能活到哪一天，不想再受那份罪了。好在后来复查发现他肺里的那个转移灶消失了。从那之后他一直看中医，吃中药，从不敢间断一天。华老师当时的情况很不好，他当时来的时候是由家人用轮椅推着来的，因为他腰背部剧烈疼痛，加之神经根受压，不能站立、行走，头痛，食欲很差，肝肾功能都不好，他当时来是因为听别人说我治肝病比较好，想让我给他开点中药保保肝，因为已经用了一段时间西药，但效果不理想，想等肝功能好转能够去上海再做化疗，他根本不相信中医也能治疗他的那个病（多发性骨髓瘤）。我给他用了一个多月的中药，他的肝肾功能都恢复正常了，疼痛也有所减轻，能够站立了，就去了上海，上海的医生看过他的检查结果认为这一个多月来他的病情没有进展，问他这段时间怎么治疗的，他说吃的中药，医生告诉他，他的病情没有进展应该是中药的作用，建议他化疗后再回去吃中药，打那时起他才相信中药也能治疗他的那个病（多发性骨髓瘤），所以几年来从不间断。但他又走了另一个极端，不再去化疗了，打算只吃中药了，但是我还是建议他同时服用沙利度胺。就这样他从复发后已经活了五年多，而且三年前就抛开了轮椅，走上几里路也没问题，用他自己的话说是越活越好了。但这二位老师都有点讳忌检查，都说吃得好，睡得香，全身不痛不痒，就像没病一样，不检查心里都忘了自己的病，万一检查出来又有啥事心里倒没有现在敞亮了。

说到上面华老师的例子我还想多说几句关于肿瘤病人要不要、能不能吃中药的问题。华老师这个例子得到了上海西医的肯定，我没到过上海，也没和上海的西医交流过，我只是从病人的口中知道那些上海的西医，但是在此我向他们致敬，向他们说声谢谢，谢谢他们对中医的支持。为什么要这么说呢？因为在我的心目中上海的西医一般不歧视我们中医，他们实事求是。前些日子我有两个病人都是托了关系找到上海大医院的专家看病，一个是肝癌，做了两次介入治疗，第二次介入后一个多月听说我们这儿中医看得不错，想用中药看看，就住进了我们病房，复查发现 AFP500 多，比第一次介入治疗前增加了很多，家人也咨询了很多医生，认为肿瘤还在进展，所以很紧张。从我们病房出院后又坚持服了二十多天中药，加上住院期间服中药，总共用中药四十来天。之后就到了上海，又做了一些检查，经专家看过后认为影像学检查显示病灶较之一个多月前好转，AFP 降到了 200 多，问他们这一个多月做了什么治疗，他们说只吃了中药，结果人家上海的专家很肯定地说这是中药的作用，让他继续吃中药。另一个病人是我的一个熟人，甲状腺癌术后十年复发，一月前又做了手术，术后我建议他坚持吃中药，再按照西医的意见进行碘 131 治疗，可是我们这里有三家医院的专家都告诉他一定不要吃中药，他们说中药毒性大，会造成肝损害，而且中药根本治不了肿瘤。于是他很不好意思地对我说他不能再吃中药了。可是几天前他又来找我了，原来他又到上海找了专家咨询，上海的专家给他的意见是暂时吃中药，必要时考虑手术切除残余甲状腺。

怎奈我们这里的西医那般歧视中医。这两天我给医学院的学生上课，我讲的正好是中药这部分内容，我没有照本宣科地讲那些对这些学西医的学生来说好似史前文物的中医中药理论。我给他们讲了很多例子，说明中医中药是有确切的疗效的，因为他们中很多人毕业后会留在附院工作，我不希望我们培养的学生将来成为自己的掘墓人，我希望他们可以不相信中医，但不要那么敌视它，不要像他们未来科室中的前辈那样。

前面这几位患者都是发现了肿瘤复发转移，但由于某种机缘他们没有过度治疗，而只是进行了适度治疗，基本符合了我所说的安抚肿瘤的观点，都获得了较好的远期疗效，所以我想让更多人接受我这个观点，接受我所说的在肿瘤治疗上的不治之治与逃逸学说，如果那些执牛耳的学术大佬们不认可，也请不要把我一棒子打死，可以作为学术争鸣，允许我这一言的存在，留作后人评判。

10 怎么预防癌症
SIKAO AIZHENG

在前面我讲了癌症的病根和癌症的早期预警，告诉人们有些身体的异常表现，或者是中医大夫通过望闻问切得出的某些异常，或者是患者体检查出的某些所谓的癌前病变，或者是来自于癌症高发家族中的人群某些表现、异常、病变等都有可能发展成癌症，所以对于这些人或这些情况要给予早期干预。如果方法得当，我觉得是可以预防癌症的发生。就像前面我讲的那种情况，这些年我遇到过很多所谓的癌前病变，但并没有在他们中遇到过一例发展成癌症的，我并不怀疑现代医学的结论，我想可能是我所遇见的这些患者都经过了治疗，最终才没有发展成癌症，也许那些没经过治疗的患者当中有些人真的发展成癌症了，科学还是要相信的。也正是这个发现使我更坚定地相信癌症是可以预防的。

为了写这部分内容，我在临床中特意问了几位肿瘤患者查出肿瘤之前是否有什么异常情况。因为在以前的临床中我经常听肿瘤病人讲起他们在患病之前如何如何，似乎在生病前他们已经发现自己的身体出现了某些异样，而没有引起重视，现在想起来总觉得后悔，要是当初重视了，也许就不会得这个病了。我相信很多临床一线的医生也遇到过病人这样说，只要这个医生在临床中是耐心、和善地对待病人，给患者一种亲近的感觉，而不是让他们总感到自己面对的是高高在上、遥不可及、不食人间烟火的专家和冷冰冰的学术，他们都愿意讲讲自己的故事的。

第一位女性患者，四十二岁，两个月前确诊了甲状腺癌，并已进行了手术切除治疗，术后行碘治疗。经过询问得知这位患者平时性格比较急躁，月经提前，经量多，发病前半年左右突然出现月经量减少，周期变长，有时四十多天，月经颜色呈咖啡色。

第二位患者也是女性，三十多岁，患的是左小腿骨肉瘤，已经手术切除四个多月。我问她过去这条腿有没有生过疮疡、湿疹等，或者有没有受过外伤，当时患者很惊奇，认为我通过诊脉知道了她过去的情况，我告诉她我并不知道她过去的情况，我只是根据经验猜测而已。她告诉我，一年前她因意外摔伤了双腿，当时很严重，右腿流了很多血，左腿伤得也很严重，但没有流血，右腿没过多久就痊愈了，而左腿经过一个多月才康复。她问我她左腿的这个病是不是和那次受伤有关。作为一个临床医生，我说话还是要严谨的，我不能在患者面前信口开河，虽然我认为这二者是有因果关系的，但目前没有文献资料证明这一点，所以我只能把这些写进我的书中，是非让世人评判，对错待时间证明。

第三位患者是一位结肠癌患者，女性，六十五岁，已进行过手术切除治疗，做了两个周期的化疗。经过询问得知在此之前很多年她都有胃肠不好的毛病，经常腹胀、腹痛，有时泛酸，有时吃东西稍不注意就会腹泻，大便中经常夹有不消化食物。她认为自己是脾胃虚寒，胃肠不好的时候就喝点姜茶什么的，马上能够起到止痛、止泻的作用。后来越来越严重，最近两年腹泻发作越来越频繁，有时会有脓血便，到小点的医院、诊所里拿点复方新诺明，还有别的止泻药吃吃就能止泻。三个多月前腹痛、腹泻加重，有时血便，经检查确诊为结肠癌。

第四位患者是个年轻的女孩，才二十三岁。我对她很熟悉了，前两年她经常找我看病，是月经不调，那时她的月经基本上要靠吃药才能来，我当时认为是气滞血瘀，所以基本以活血化瘀为主。去年十二月份她下肢骨折，今年三月份查出了卵巢癌，进行了手术切除，化疗了四个周期。

本来还想多问几个患者的，但门诊患者太多，时间紧迫，不能多问，加之问了这四个人已经使我感到震撼。这四个人发病前的异常状况与我的猜测不谋而合，印证了我关于肿瘤发病的理论，我虽然没有正式发表过什么论文去让所谓的专家承认、认可我的理论，他们也不会认可，因为专家们只相信科学，我这样说并不代表我不相信科学，我是一个最相信科学的人。我们每一个人小的时候被别人问起你长大了想干什么，大多数人会回答说"我长大了想当科学家"，但是真的长大了还有几个人说他想当科学家呢，估计没几个人还像我这么傻乎乎的，四十来岁了还整天幻想着想当科学家，还学人家搞科研、报课题，还整天对霍金的天体理论着迷，也思考着丁肇中的暗物质理论。所以我基本上还算个科学论者。

我之所以震撼，是因为我认为我看到了一些与肿瘤的发病密切相关的东西，但这些还没有引起人们的足够的重视，我觉得作为一个临床医生，我有责任把这个秘密告诉更多的人，让更多的人知道这个秘密，就能更好地减少肿瘤的发生，这也是我今生的祈愿。

这些年我一直在试图寻找肿瘤发病的原因，从中医的角度寻找肿瘤的发病机理。虽然很多人常常自豪地说中医几千年前就认识了癌症，很多人动不动就搬出三坟五典，从里面找寻先祖们对于肿瘤的一些认识，像距今三千五百多年的殷墟甲骨文上就记有"癌"、"瘤"的病名。近几十年来中医肿瘤学的发展也取得了长足的进步，涌现出一大批中医肿瘤专业的临床和科研精英、大家，建立了很多中医或中西医结合肿瘤专科、专科医院、实验室，研究制造了很多治疗肿瘤的专方专药，创造了许多中医肿瘤学理论，可谓百家争鸣、百花齐放。可是回头望一望走过的路，我们有多少令人信服的疗效呢？中医治疗肿瘤被多少人认可、接受呢？在西医的眼中中医治疗肿瘤不还是作为辅助治疗吗？真正的事实是这样的，每当患者做完了手术、放化疗等目前被作为主流的治疗后，如果有患者提出可不可以找中医看看呢，很多西医会告诉患者不要吃中药，说中药有毒，会伤肝、伤肾等，不知道别的地方是不是这样，反正我们这边的很多西医大夫会这样讲。即使有个别医生同意患者吃中药，在他们的眼中也只是把中药作为辅助治疗。在他们眼中中药治肿瘤是可有可无的。我不知道很多中医专家为什么还那么沾沾自喜，说中医治疗肿瘤有优势，他所说的那个优势无非是在改善患者手术、放化疗后的一些副作用而已，人家都把你作为辅助治疗了，你只是个微不足道的配角、"助理"，你还在那里自我陶醉，想一想这真的是中医的悲哀。我总觉得这就像一场球赛一样，观众记住的永远只是球场上春风得意的球星，相信没谁会记住给球星递毛巾、擦汗的助手吧，难道我们中医就那么甘心永远做个助手吗？

造成中医药在治疗肿瘤方面这种地位的原因是多方面的，但我认为最重要的一点是我们自身的缺陷，打铁先得自身硬，我们自身的缺陷让我们在西医面前没有说话的底气，一个西医大夫敢说他一刀下去可以让肿瘤消失，虽然那个肿瘤极有可能还会复发转移，但是他那手到病除、立竿见影的现时效果谁也不可否认，我们中医敢说吗？化疗的大夫也敢说他们经过一个或多个周期的化疗大多数可以取得肿瘤缓解的疗效，就是使实体瘤的肿块缩小。这让患者觉得很满意，觉得医生有水平，即使后面肿块又长大了，转移了，那也怨不得人家大夫，人家给你治疗的时候可是把你的瘤子弄小了，你现在瘤子又长大了，只能怪自家的病不好治。咱中医大夫有这个底气吗？一个肿瘤患者的瘤子转移到脑子里去了，头痛得要死，恶心呕吐，甚者失明，咱中医似乎一时也拿不出什么好办法，除非个别无知无畏的家伙敢不顾病人生命，给病人开出一剂猛药，尽是些蛤蟆、蜈蚣、生半夏、生南星等要命的玩意，或许能见到一例大难不死，有点效果的。但总的来说人家西医就规范得多、科学得多、有效得多了，可以去放疗，可以去做伽马刀，也可以开刀，大多数都能解决问题。病人希望的就是你这个大夫能给他们解决问题，人家痛苦得要死，肝癌病人肝区疼痛剧烈，脑瘤患者头痛欲裂，肺癌患者咯血不止，胃癌患者腹痛、呕吐、吃不下饭，人家找到你医生就是想让你解决这些问题，你却在那里谈什么中医能够增强免疫力、抗肿瘤、中药副作用小，人家会把你的治疗作为首选吗？你真的要靠边站了。咱中医的面子算是丢尽了。

中医肿瘤学的缺陷在哪儿呢？我认为缺陷在于我们至今没有一个完整的中医肿瘤学发病学说理论。可能有的人会反对我，他们会怀疑是不是我书读得少，文献占有的不多，知识面太窄，他们会说中医早已建立了独特的中医肿瘤学病机理论，比如癌毒论，正虚邪实论，脾胃亏虚，气滞血瘀，痰结湿聚，热毒内蕴，气血亏虚等致癌理论。可是我总觉得这些还算不上肿瘤发病的病机学说，这些仅仅是肿瘤发病过程中某一阶段的证候表现而已。这些无法解释肿瘤从无到有的产生现象，无法解释肿瘤像有生命力一样持续生长的特点，无论是正虚邪实、脾胃亏虚、气滞血瘀、痰结湿聚、热毒内蕴，都只能解释把肿瘤作为一个静态病邪的特点，但肿瘤不是静态的，它在人体内就像一个有生命的东西一样能够不断生长，要解释这个东西就必须有一套理论能够符合肿瘤作为动态病邪的特点。

我多年来在研究肿瘤、治疗肿瘤的过程中不断地思考，寻找中医治疗癌症的理论基础。经过很多年、无数次地建立一个个理论，又经过一次次实践、一遍遍思考推翻了原来认为合理的理论，很多年、很多个深夜我手捧中医经典，望癌兴叹，难道我们中医真的治不了癌症吗？难道我们在抗癌的战斗中只适合做配角吗？终于，无数的病例、无数次实践、无休止的思考给了我一丝灵感，我终于有所发现，并将这一发现应用于临床实践，疗效使我相信这一次我真的看到了中医治疗癌症这座冰山的一角。我冒着可能被那些执牛耳的学者、专家痛批的危险，说一说我的观点，冀能救民于厄难。这就是少阳相火妄动致癌理论。

我先来讲一讲这个少阳相火。简单地说，少阳相火在天地自然为春生之气，主管自然界万物的生发；在人体为藏于命门、胆、三焦以及少阳经络的气，与人体的生命运动、生命萌发也有着密切的关系。下面论述它与肿瘤的发生之间的关系，可能很多人读不懂，那您就跳过这一节，只看后面的例子，不影响您对本书的理解。因为这个内容是想写给中医的专业人士看的。

我国古代文献无肿瘤病名，但早有类似肿瘤疾病的记载，距今三千五百多年的殷墟甲骨文上就记有"癌"、"瘤"的病名。中医学奠基之作《黄帝内经》中也有关于"肿瘤"的描述，如《灵枢·水胀篇》"石瘕生于胞中，寒气客于子门，子门闭塞，气不得通，恶血当泻不泻……状如怀子，月事不以时下"，据症状而言，该段描述的是一种妇科肿瘤。《难经·五十五难》曰："病有积有聚，何以别之？……积者阴气也，其始发有常处，其痛不离其部，上下有所终始，左右有所穷处。"积是积蓄之意，言血脉不行蓄积而成病；积是初亦未觉，渐以滋长，日积月累所致，此段描述与肿瘤发病极其相似。

近现代中医对肿瘤病因病机的认识有所深入。从肿瘤的发病学而言，古人就有"壮人无积，虚人则有之"，"积之成也，正气不足，而后邪气踞之"的论述。在肿瘤病因病机的认识上，有学者主张"因虚受邪说"，认为恶性肿瘤的形成主要是正气不足，脏腑功能失调，邪毒乘虚而入，蕴聚于经络、脏腑，进一步使机体阴阳失调，气血功能障碍，导致气滞、血瘀、痰凝、毒聚相互胶结，日久形成肿瘤。正气虚损是形成肿瘤的内在依据，邪毒外侵是形成肿瘤的条件。各种致病邪气，只有通过正虚这一内因才能引起肿瘤的发生。从肿瘤的病机演变而言，邪气既已聚结为患，正气受戕益甚，所谓"邪长正消"，肿瘤降低了机体的抵抗和防御能力，使病邪愈深。肿瘤是否发生复发和转移也取决于正邪斗争的结果，正胜束邪则肿瘤稳定或向愈；邪盛正不束邪则肿瘤复发或转移。

正气虚弱是肿瘤重要的发病原因之一，有学者认为，诸虚之中，脾虚至为关键，脾虚证在恶性肿瘤中最多见。肿瘤患者在施行手术、化疗、放疗及其他治疗过程中，都会出现不同程度的津液受损，气血损伤，脾胃功能失调，从而累及胃气，胃气虚弱，不能运化水谷精微，气机升降失常，水湿内生，郁而化火，煎灼津液成痰，痰湿阻络，气血运行不畅，日久成瘀，瘀积不散，从而使病情加重。肿瘤又是一种消耗性疾病，如不及时顾护脾胃，则会引起胃气进一步受损，正气虚弱，无力抗邪，同时也为治疗带来了困难。脾胃的功能在恶性肿瘤发展中起着至关重要的作用。脾胃盛则生，脾胃虚则亡。遣方用药，应切记"勿伤胃气"，切勿使用大剂苦寒峻烈霸道之药，则有伤脾败胃之虞，结果适得其反，只能收到事倍功半的效果。

恶性肿瘤病因病机中正虚、邪实两者并存，二者互为因果。肿瘤的发生、发展以"人身之本"——正气亏虚为条件，而以"病邪之本"——癌毒侵袭为本病发生的根本，二者缺一不可。概括而言①恶性肿瘤是全身疾病的局部表现，即强调"全身状况"是恶性肿瘤发生的基本"内环境"，或者说正气亏虚、内部失调（如气血紊乱、情志抑郁、气机不畅等）是恶性肿瘤发生的内部条件，亦即通常所说的"邪之所凑，其气必虚"。②正邪斗争贯穿恶性肿瘤整个过程，即强调"邪气"始终在推动疾病的发生、发展，是疾病之根本。"癌毒"是在人身之本—正气亏虚或失调的基础上，通过各种内外因素激化而成，"癌毒"一旦蕴育而成，即推动本病的发生、发展，贯穿疾病始终。因此，恶性肿瘤的病因病机可以总体概括为人身之本—亏虚或失调；病本——癌毒侵犯，此即为"二本"学说。

肿瘤发生不外乎外、内二因，外因即外来之邪，风寒暑湿燥火及秽浊之气，客于经络，留滞不去，而成恶疾；内因是指正气之虚，大致为情志、饮食内伤，年老体衰等因素致机体阴阳失和、痰瘀毒聚而生癌瘤。而中医学在肿瘤发病中，尤重视情志之凶，如《素问·通评虚实论》即有："膈塞闭绝，上下不通，则暴忧之病也"的论述，随现代医学的发展，情志因素致癌的理论亦得到充分肯定。

我认为应当针对肿瘤作为动态病邪这一特点，建立中医肿瘤独特的发病学说，准确提出肿瘤的发病学说和治疗学说，才算是开启了中医药治疗肿瘤之门。

我从长期的临床实践中观察提出"过用致虚、少阳相火妄动是肿瘤发病和造成肿瘤复发转移的原因"的观点，如肝之体为阴，其所藏之血、所主之筋为之体，即脏真之气，其用为阳。《素问·五运行大论》说"其用为动"，其所欲为散，即肝的疏散、条达、宣畅作用。过用致虚就是由于疾病等多种因素导致机体整体的机能下降和发病脏器或器官的本体物质亏虚，由于机体整体或脏器的功能下降，而这个机体或脏器仍然要完成它自己的工作，就导致带病工作，强行发力，如同小马拉大车，必然进一步耗散其脏真之气。这样就导致人体内在机能的失调，体内的阴阳平衡被打乱，更易为外邪所侵，从而扰动少阳相火，最终导致肿瘤的发生，造成肿瘤复发转移。其病机的重点在于后者少阳相火妄动。

该理论的意义在于它的成功可为中医肿瘤发病学说提供理论依据，为肿瘤高发人群的筛选、肿瘤的预防、防治肿瘤的转移复发提供理论依据和防治方法。我将就少阳相火在肿瘤的发生、肿瘤复发转移中的作用加以论述。

《黄帝内经》认为："人以天地之气生四时之法成"（《素问·宝命全形论》），就是说人是天地自然的一个组成部分，人是禀受天地之气而生，又依靠天地四时之法而成的。这也就是所谓的天人合一观，是中医整体观念的一个内容。这要求我们在应用中医的整体观念时，不应只是局限于把人自身各脏腑、各系统看作一个整体，更要把人放在天地四时这个大框架内去考虑。《黄帝内经》多数篇章论述了天人合一的观点，在运气七篇大论中更是把天人合一这一观点作了重点讨论。"天有五行御五位，以生寒暑燥湿风，人有五脏化五气，以生喜怒思忧恐……夫五运阴阳者，天地之道也，万物之纲纪，变化之父母，生杀之本始，神明之府也，可不通乎！"既强调了天人合一，又教人明乎此理，强调"不知年之所加，气之同异，不足以言生化"，"不知年之所加，不可以为工"，"治病者，必明天道地理，阴阳更胜，气之先后，人之寿夭，生化之期，乃可以知人之形气矣。"《黄帝内经》的天人合一观大概包括以下三条。

人与自然同源。《庄子·逍遥游》："人之生，气之聚。聚则为生，散则为死……故曰：通天下一气耳。"张载《正蒙·乾称》："凡可状皆有也，凡有皆象也，凡象皆气也。"《素问·阴阳应象大论》："清阳为天，浊阴为地。"人生于气交之中，所以人是由天地阴阳之气的交互作用而生成的。《素问·宝命全形论》："夫人生于地，悬命于天，天地合气，命之曰人"。《灵枢·本神》："天之在我者德也，地之在我者气也，德流气薄而生者也。"均说明人与天地自然同源于气。《素问·天元纪大论》："太虚寥廓，肇基化元，万物资始……生生化化，品物咸章。"是说宇宙自然充满了具有生化能力的元气，是宇宙的本源，一切有形之体包括人皆依赖元气的生化而生成，明确指出了宇宙万物包括人皆由元气生成。

人与自然同构。包括本体的构成以及时空结构。如《素问·阴阳应象大论》："天不足西北，故西北方阴也，而人右耳不如左明也。地不满东南，故东南方阳也，左人左手足不如右强也……天有精，地有形；天有八纪，地有五里，故能为物之父母。惟贤人上配天以养头，下象地以养足，中傍人事以养五脏。"说明人与自然具有相似的本体构造。而在《素问·脏气法时论》则讨论了人之脏气和四时的关系，说明人体具有与自然相同的时空结构。

人与自然同道。正因人与自然同源于一气，具有相同的本体或时空构造。所以人与自然之间也具有相同的阴阳消长及五行生克制化规律，自然界的阴阳消长变化必然影响人体的生理、病理。《素问·脉要精微论》说："四变之动，脉与之上下"，说明脉随四季变化而，论春弦、夏洪、秋河、冬流之象，反映出人体之阴阳消长是与自然相应的。所以在《素问·四气调神大论》中提出了"春夏养阳，秋冬养阴，"以顺应四时变化而调养形神的方法。

再来看看万物生发的问题。

自然之生发。自然之生发是与春、与少阳、与相火密切相关的。所谓少阳，就是指初生之阳。《素问·阴阳类论》将少阳喻为"一阳"，就是这个意思。《灵枢·阴阳系日月》："心为阳之太阳，肺为阳中之少阴，肝为阴中之少阳。脾为阴中之至阴，肾为阴中之太阳。"即《周易》所谓的太阳、少阳、太阴、少阴四象。所以少阳与肝密切相关。肝木应春，主生发。所以少阳也就与春三月相关，是春天阴降阳升，万物生发的象征。而在运气里，少阳又是相火。所以相火与生发是密切相关的。那么我们就可以在人体内寻找与少阳、与相火密切联系的部分了。

胆与生发的关系。胆，其经为足少阳胆经。胆的特性和功能历代医家作了如下论述。"胆象木，王于春，足少阳其经也。肝之府也，谋虑出焉，诸府脏皆取决断于胆。"（《诸病源候论·卷十五》）

"甲胆者风也，生化万物之根蒂也。"（《内外伤辨惑论·卷下》）

"胆者，少阳春升之气，春气升则万化安。故胆气春升，则余脏从之，所以十一脏皆取决于胆。"（《脾胃论·卷上》）

"一阳者，即少阳也。少阳为表之游部，布络诸经；所以为纪也。"（《黄帝内经素问注证发微》卷九）

"胆，甲木也，为清净之所，为东方发生之始。"（《黄帝内经素问吴注·卷十四》）

"阳之初而始发，则从胆，胆为转阴到阳之地，为少阳，是阳这枢也。"（《慎斋遗书》卷一）

"胆主甲子，为五运六气之首，胆气升，则十一藏府之气皆升，故取决于胆也。"（《黄帝内经灵枢集注·卷二》）

"胆为奇恒之府，通全体之阴阳。况胆为春升之气，万物之生、长、化、收、藏皆于此托初禀命也。"（《内经知要·卷上》）

"胆性刚直，为中正之官，刚直者，善决断，肝虽勇急，非胆不断也。"（《内经知要》卷上）

"胆属木，肝之腑也，为中正之官，中精之府，十一经皆取决于胆，又胆者担也，有胆量方足以担天下之事。"（《医学实在易·卷一》）

这里，应该对"中正"一词作解释。"中正"一词在我国古代文献中使用广泛，如《荀子·勤学篇》说："所以防邪僻而近中正也"《周易·乾卦·文言》说："大哉乾乎，刚健中正，纯粹精也"《管子·宙合》说："中正者，治之本也"。"中正"为"治之本"，可以"防邪僻"，可见古人对胆的作用是把它作为万物化源之本，维持正常之本，可以防邪之所生。

三焦与生发的关系。三焦，其径为手少阳三焦经。历代医家论述如下。"凡万物之有形质著乎地者，必有象以应乎天也。且以五行之理论之，如在地有木火土金水之五行，在天则有风热湿燥寒火之六气。五者之外，又有相火游行于天地上下气交之中，故合为五运六气；人身之相火，亦游行于腔子之内，上下肓膜之间，命名三焦，亦合于五脏六腑。丹溪曰：天非此火，不能生物；人非此火，不能有生。"（《医学正传·卷一·医学或问》）

"观三焦妙用，而后知脏腑异而同，同而异，分之则为十二，合之则为三焦，约而言之，三焦亦一焦也。焦者，元也，一元之气而已矣。"（《医学入门·脏腑》）

"古人诚见乎三焦之气化，一皆胃之气化，一皆相火之所成功耳！"（《杂病源流犀烛·卷十》）

"三焦如雾、如沤、如渎，虽有名而无形。发为无根之相火，寒热异常（三焦为丙火之府，故其发也，则为无根之相火，游行诸经，募在石门，贞门会合以始终（石门在脐下二寸，为三焦之募诸气之所会聚，聚而复分于十二经，与手少阳、厥阴相为表里，故曰为元气之始终也）焦者无也，一元之气而已矣。"（《人身通考·卷四》）

命门为相火之根，三焦根于命门，故司相火。

"三焦为相火之用，分布命门，主气升降出入，游行上下，总领五脏六腑，营卫经络、内外上下左右之气，号中清之府，上主纳，中主化，下主出。"（《圣济总录·卷八》）

"夫三焦者，禀元气以资始，合胃气以资生，上达胸中而为用，往来通贯，宣布无穷，造化出纳，作水谷之道路，为气之所终始也……夫三焦属相火之宅，火之性自下而上。"（《难经正义·卷三》）

"盖三焦乃少阳相火，即精水中所生之元阳，壮则为火，和平为元气，游行于上中下之间，通会于腠理之内，实无形之气也。"（《侣山堂类辨·辨三焦》）

"夫三焦少火即元气，阴阳合同而化，其气固出水中也，至三阴同起于下，而水土更合德以立地。"（《本草述钩元·毒草部》）

"气化者，三焦为元气之使，乃水中之火，根于肾，际于肺，升降于脾，故下焦治在肾，中焦治在脾，上焦治在肺。"（《本草述钩元·人部》）

所以说三焦为人身一元之气，为相火之用，为相火之宅，为元气之使，为气之所终始也，故与生化密切相关。

命门与生化的关系。命门藏精，是藏先天之精，先天之精即元精，元精产生元气元神，是元气元神的物质基础。命门为"先天之本"是历代医家的共识。

命门与生化的关系。"肾有两枚，右为命门相火，左为肾水，同质而异事也。"（《医学发明·损其肾者益其精》）

"肾有两枚，左右各一，一主水，一主火，以其为三焦之根，十二经元气之海，藏精施化之县，系胞受孕之处，为人生命之原，故曰命门也。《灵枢·根结篇》《素问·阴阳离合论》相火禀命于命门，真水又随相火。"（《医贯·卷之一》）

"命门者，三焦之本源……在两肾中间，上通心肺，为生命之原，相火之主。"（《冯氏锦囊秘录·卷八》）

"夫人之始生也，先生肾。肾有两肾，左为阴水，右为阳水，中间是命门穴，真阳之火居焉。此火即是人之命根也。"（《齐有堂医案·卷三》）

"命门空居两肾之中，始气之生，先达于此。"（《王氏医存·卷一》）

"肾水坎中一阳生于两肾中间，是为命门。"（《伤寒论浅注补正·卷五》）

"夫两肾固为真元之根本，性命之所关，虽为水脏，而实为相火寓乎其中，寓意当以两肾总号为命门。"（《医学正传·卷一》）

"夫人有生之初，先生二肾，号曰命门，元气之所司，性命之所系焉。"（《医学正传·卷一》）

"命门乃两肾中间之动气，非水非火，乃造化之枢纽，阴阳之根蒂，即先天之太极，五行由此而生，脏腑以继而成。"（《医旨绪余·命门图说》）

"命门之少火，即肾间动气。"（《医宗金鉴·四诊心法要诀》）

"命门者，诸精神之所舍，原气之所系也，男子以藏精，女子以系胞。"（《难经·三十六难》）然命门为元气之根，为水火之宅。五脏之阴气，非此不能滋，五脏之阳气，非此不能发。命门者火候，即元阳之谓。（《景岳全书·卷三》）

"命门有生气，即乾元不息之机也，无生则息矣。盖阳主动，阴主静；阳主升，阴主降。惟动、惟升，所以阳得生气；惟静、惟降，所以阴得死气。故乾元之气始于下而盛于上，升则向生也。坤元之气始于上而盛于下，降则向死

也。故阳生于子中而前升后降，阴生于午中而前降后升。此阴阳之歧，相间不过毛发。"（《景岳全书·卷三》）

"人与天地相参，命门与太极相似。太极生两仪，两仪生四象，四象生八卦，八卦生六十四卦。自命门生两肾，两肾生五脏六腑，六脏六腑生四肢百骸之类。"（《难经正义·卷三》）

"命门空居两肾之中，始气之生，先达于此……命门之一开一阖，九窍应之以呼吸，百脉应之以动静，人所赖之永年也。"（《王氏医存·卷一》）

"命门之少火，即肾间动气也。"（《景岳全书·卷三》）

命门与相火、与三焦、与元气相关，这决定了其在人体生化方面的重要作用。由前面的论述我们可以认为少阳相火为自然界万物生发的原动力，在人体内少阳相火以为人体生发之源。

那么我们接着来看生发异常与肿瘤。肿瘤是人体自身生命过程中失去控制生化枢机，五运不承制，生化错乱，是元气异常生化物，形成自主性异向生化系统，脱离人体生化规律的新生物。它的自主性生化系统及侵润性破坏了人体正常的新陈代谢，置人于亡。肿瘤不同于痰浊血瘀等病邪，它在人体内可以生长，应该看作一个"活"的东西，因为它有异常生长的特性，所以我把它称为动态病邪。这个生长应该与机体内部主生发的部分发生了功能变异、异常有关。

《素问·六元正纪大论》说："凡此少阳司天之政，气化运行先天，天气正，地气扰……草木早荣，寒来不杀……终之气，地气正，风乃歪，万物发生……"，就是说凡遇少阳司天之政，少阳之气有余同时又有厥阴风木在泉，其气就动不宁，这些都是导致了生发的异常，如草木早早地繁茂，就会过多地使其气外张，有时寒气虽来但不能行其戕伐之气。而到了终之气，本是主气太阳寒水主时，万物收藏，却因厥阴风木的异动而导致万物反而有生发之势，导致气机外泄。

《素问·气交变大论》说："岁木不及，燥乃大行，生气失应，草木晚萦……复则炎暑流水，湿性燥，柔脆草木焦，槁，下体再生，华实齐化……其谷不成"。《素问·六元正纪大论》说："凡此厥阳司天之政，气化运行后天……终之气，畏火司令，阳乃大化，蛰虫出见，流水不冰，地气大发，草乃生"。这都说明了木与厥阴的异常可以扰动自然，生发之规律，在不该生发的时候异常生发，使气机外泄，长气不成，此正应癌细胞分化不成熟之特性。

可以看出癌的发生就是体内的少阳相火生发异常所产生的生发之气聚集而产生了肿瘤这个有形之器，这个"活"的器由于它自身内部又有气的升降运动，"升降不息"故能够多生长，形成动态病邪。

这一理论的建立使得我们在肿瘤的防治上有了可依据的中医理论。首先，我们在临床中将存在过用致虚、相火妄动体质的人群作为在某种肿瘤的易患群体，从而早期干预，起到预防肿瘤的作用。比如肝癌，乙肝病人和病毒携带者是这部分的主体，要真正做到《内经》所强调的"治未病"。我们可以通过补其肝体，抑其肝用的方法进行干预。其次，对于已发生肿瘤的患者，在应用中药治疗时就要以清其少阳之火为主，同时补其脏器所虚。再次，对于术后、放疗、化疗后的肿瘤患者进行巩固治疗。此时的治疗在术后、放疗、化疗后最初三个月内一般以补虚为主，之后应该在此基础上加以抑制患病脏器之用，同时加以清少阳之火，以达到预防肿瘤复发转移的目的。

如何更有效地调节这个少阳相火呢？为了更有效地清除有余之少阳相火，我这些年一直在寻找更快捷的方法。

少阳相火的本质是人体阳气，其气根源于肾、命门，通过足少阳胆经、手少阳三焦经而通行全身，温煦脏腑经络、四肢百骸，促进脏腑气化，保持人体生化之机的功能。虽然少阳相火与足少阳胆经、手少阳三焦经、肾和命门有着密切的关系，但目前关于经络的实质尚存在争议，三焦和命门的定位亦不明确，所以不能作为给药靶标；目前尚无胆和肾脏作为给药途径的相关报道。

那么怎样才能更直接地调节少阳相火呢？

我提出少阳相火藏于骨髓。正常人体尤其是成人，骨髓能保持旺盛的生发能力，骨髓中的干细胞有朝着人体各个组织器官方向分化的能力。骨髓的化生能力即为少阳之气，所以调节少阳之气需从骨髓入手。目前骨髓腔内注射技术已逐渐成为一种成熟的应用技术，这使得从骨髓入手调节少阳相火成为可能。

少阳相火与骨的关系密切，《内经》最早提出"少阳主骨"的学说，当代学者也对这一学说进行了一系列研究，如江花等人[1]通过构建和验证"少阳主骨"学说的理论模型后，确定体表足少阳经穴可以调控骨强度的生理和病理变化，研究发现位于足少阳胆经上的悬钟穴与红细胞生成有关，也是嗜酸性粒细胞的敏感穴，而此穴又名绝骨，《内经》有"髓会绝骨之说"。与此相印证的是国外近年提出的"胆源性骨病"的临床研究资料[2-6]，却提出令人信服的佐证，即胆病可导致骨病，而其中绝大多数是并发骨质疏松症。如先天性胆管闭锁、原发性硬化性胆管炎、慢性胆汁淤积性肝病均可导致骨病并发症，而且绝大多数病例是并发骨质疏松症而非其他骨病。这些都说明少阳相火与骨有着密切的关系。

再从西医学的角度看，骨髓造血干细胞（HSC）是目前医学生物研究的分化阶段最为清晰的细胞群体。我们拟选择 CD34+Sca1+ 造血干祖细胞和 CD34+Sca1– 造血干祖细胞为研究对象，探讨药物发挥作用的分子机制。HSC 的自我更新以及增殖分化过程受到精密调节，目前的研究发现一些信号转导通路在这一调节过程中发挥重要作用。研究较多的通路包括：Wnt 信号通路、Notch 信号通路、转化生长因子 β（TGF–β）信号通路、PI3K–PKB（Akt）信号通路、JAK–STAT 信号通路。经我们的研究推测，其中 JAK–STAT 信号转导通路最有可能参与造血干祖细胞向嗜酸粒系增殖、分化的调控，因而也很可能成为"清火益髓"方作用的靶点；转录因子 GATA 应该是 JAK–STAT 信号和 PIAS–STAT 信号的共同作用靶点，中药成分可以通过增强 JAK–STAT 信号和 / 或抑制 PIAS–STAT 信号而增加 GATA 的转录，从而启动造血干祖细胞的增殖和分化；IL–5 具有诱导嗜酸性粒细胞前体细胞增殖分化的能力，提示其可能是受 GATA 调控的下游靶基因之一，JAK–STAT 信号通路的激活增加 IL–5 的释放，进而进一步促进造血前体细胞向成熟嗜酸性粒细胞分化。

因此，我们拟利用造血干祖细胞表面标记，通过流式细胞术将髓内造血细胞分为不同亚群，以研究 JAK–STAT 信号和 PIAS–STAT 信号通路在造血细胞嗜酸粒系增殖、分化中的作用；通过杀伤实验观察嗜酸性粒细胞体内外肿瘤有无杀伤活性和强弱。

　　为了更好地验证这一理论和给药方法，我进行了预实验，研究了自拟方剂骨髓腔内注射对新西兰兔所荷 VX-2 肿瘤的影响。研究结果表明骨髓腔内注射能够有效缩小肿瘤体积，具有明确抗肿瘤作用（p<0.01），而且疗效优于灌胃给药。同时组织化学染色结果表明，髓腔内注射可使瘤体内出现大量胞浆红染的细胞，骨髓腔内亦出现大量类似于其前体的胞浆红染细胞（我认为是嗜酸性粒细胞）。实验过程中我们发现一个可喜的现象，我们用同样的中药给对照组的兔子灌胃给药，另一组静脉给药，结果静脉给药组的兔子大多死亡，肿瘤体积缩小最不明显，灌胃组的兔子也有死亡，而且体质较差，瘤体缩小也不明显。而骨髓腔给药组的兔子没有死亡，瘤体缩小显著或液化。这不仅证明骨髓腔给药的疗效好，而且很安全。

　　基于以上理论分析、临床疗效及预实验结果我提出如下假说。肿瘤发病的关键在于少阳相火妄动，少阳相火内寄于骨髓，填精益髓清火是抗肿瘤治疗的根本原则，骨髓腔注射可以获得最佳疗效。但是，药物与骨髓造血细胞共孵育导致抗肿瘤活性的机制还需要进一步研究，要想把这个理论明白地告诉世人，还需要用现代科技的方法去解释它的原理。我虽然不情愿做这样的工作，因为这对我的医术进步并无帮助，但也要去做，我想让更多的人接受我的观点。我做过这样的科学假说并设计了实验，但不知有没有机会去实现。

　　前期实验结果表明，清火益髓原则指导下的治疗策略能够使瘤内浸润的嗜酸性粒细胞数量显著增加，肿瘤体积明显缩小。但是，药物与骨髓造血细胞共孵育导致嗜酸性粒细胞增多的机制以及嗜酸性粒细胞的肿瘤杀伤活性在药物总体抗肿瘤活性中的作用、地位，还需要进一步研究。

　　因此，我的团队拟分离纯化骨髓内不同发育阶段的造血干祖细胞，以探究"清火益髓"方在促使其向嗜酸粒系增殖、分化过程中起主要作用的信号转导机制，进而阐明"清火益髓"的作用机制，并进一步观察阻断该信号途径对药物抗肿瘤作用的影响。另一方面进一步探究嗜酸性粒细胞在药物整体抗肿瘤疗效中的作用和地位。该研究是中医肿瘤发病理论与治疗方法的新突破，它将现代生命科学理论、技术与中医药学交叉、渗透、融合，对关键问题进行深入系统研究，揭示其科学内涵，促进中医肿瘤理论创新，我希望该理论与方法的临床推广，能为人类抗肿瘤事业做出贡献。

这个理论的初步建立，使我在二十多年的临床中犹如掉在无边的大海中时看到了一叶小舟，又犹如在茫茫黑夜中迷失了方向的时候看到了北斗星，给肿瘤患者开药的时候不再是想着哪些药能抑制肿瘤，哪些药能增强免疫力；或者是遵循哪一家理论，或以扶正祛邪为法，或以健脾补肾为法，或以清热解毒为法，或以活血化瘀为法，而是以少阳妄动为总纲进行辨证论治。少阳相火根源于肾、命门，通过足少阳胆经、手少阳三焦经以及三焦之腑，从而通行全身，温煦脏腑经络、四肢百骸，促进脏腑气化，保持人体生化之机的功能。从这个意义上来说，少阳相火无处不在。所以少阳相火的病变一方面来自于其发源之地肾与命门的异常，另一方面是由于它的游行之路手足少阳经和三焦之腑的异常。无论是发源地的少阳相火异常还是游行之地的少阳相火异常都会对人体的生化之机造成影响，可能引起肿瘤的发生。

本章的一开始我举了几个病例，这几个病例在发病前似乎都有些身体方面的异常，如果他们不患肿瘤，谁也不会把这些异常与肿瘤联系起来，而在少阳相火异常致癌理论的指导下，我却认为这些在患者患上肿瘤之前身体的异常与后来肿瘤的发生密切相关。第一位患者平时性格比较急躁，月经提前，经量多，发病前半年左右突然出现月经量减少，周期变长，有时四十多天，月经颜色呈咖啡色。也许有人会说这个患者发病前半年月经的表现应该是体内有瘀血所致，跟少阳相火没有关系。那我就请你看一看这个患者平时是个什么情况。她性格比较急躁，月经提前，经量多，这分明就是肝气郁结，肝郁化火的表现，肝胆互为表里，肝火必然扰动胆火，胆火即是少阳相火。平时少阳相火过盛，导致肿瘤发生，发病前半年月经突然减少其实应该是肿瘤已经长成，耗伤气血，血少经亏，经脉失充，所以月经延期，量少色暗。

第二个患者病前一年因意外摔伤了双腿，右腿流了很多血，左腿伤得也很严重，但没有流血，右腿没过多久就痊愈了，而左腿经过一个多月才康复。乍一看这个病例也是由于瘀血导致了肿瘤的发生，其实还是与少阳相火异常有关。因为右腿出了很多血，带走了右腿局部过多的热，而左腿由于受伤后没有出血，所以可能有瘀血，也可能没有，但有一点是肯定的，那就是其经络的运行受阻，导致气血不畅，郁而化热。由于同气相求，这点热就会与其处少阳相火相合，导致该处少阳相火异常，从而为肿瘤的发生埋下祸根。所以我们中医治疗这种受了伤而没有出血的病主张局部放血疗法，我认为这能够减少肿瘤的发生。

第三位结肠癌患者在此之前很多年她都有胃肠不好的毛病，经常腹胀、腹痛，有时泛酸，有时吃东西稍不注意就会腹泻，大便中经常夹有不消化食物。她认为自己是脾胃虚寒，胃肠不好的时候就喝点姜茶止痛、止泻，或者拿点复方新诺明，还有别的止泻药来止泻。我认为她这种做法一方面通过姜的辛热增加了体内的热，助长了少阳相火，止泻也使体内原本可以通过排便泄出的热存留体内，同样助长了少阳相火，最终发生肿瘤。我通常治疗慢性腹泻、溃疡性结肠炎的病人最忌讳用固涩、补益、助阳的药，而这恰恰是现在很多中医常用的方法，比如他们一遇到这样的病人往往会让病人吃补中益气丸、归脾丸、固肠止泻丸等，甚至让病人吃附子理中丸、桂附地黄丸等大热之药。这些药确实短期内能收到明显的止泻作用，但从整个病程来看是不利的，因为很多人吃了一段时间就没效果了，而且病情会比原来更严重，最关键的是，我认为这样的治疗有可能为以后患者患癌症埋下了祸根。我通常是以清热药为主，不仅治疗这类病疗效好，而且如我所说至今并未见一例所谓的癌前病变真的发展成癌症。但在临床上我们很多医生和病人就是喜欢追求这种短期效应，而不计长期后果，缺乏通盘考虑。在治疗其他疾病时也是这样，比如病人感冒发烧了，我们的医生动不动就用抗生素、激素，这样效果非常快，但是却忽略了滥用抗生素和激素的严重后果。病人也是急切要求医生让他的病好的更快，主动提出用这些药，如果哪个医生不用抗生素、激素，病情缓解得稍微慢了点，病人就会认为这个医生水平不行，却不理解这样的医生才是真正的好医生，真正地为患者考虑的医生，但现实是好人真的难做，好医生更难做。在国外发达国家对抗生素的管理就非常严格，甚至有人说超过了对枪支的管控强度。第四位患者既往月经不调，基本上要靠吃药才能来，我当时认为是气滞血瘀，所以基本以活血化瘀为主。去年十二月份下肢骨折，今年三月份查出了卵巢癌，这看似也是瘀血惹的祸，正如前面分析的一样，这也是与少阳相火有关，我们不能简单地只看表面现象。

　　说到这里我再多说几句，现在很多的中医大夫都是这样，在临床上不是根据望闻问切四诊精确辨证，深度分析患者疾病的内在机理，而是简单地根据所学的那点中医知识，只从疾病的表面现象入手。比如初冬时节，我们在临床上会遇到很多病人说怕冷，手足凉，尤其是女性居多。或者是有的病人说他胃脘不舒，总想吃点热的东西，或者拿个热的东西放在肚子上暖一暖更舒服。我见到几乎所有的中医大夫都会告诉病人，说他这是阳虚，要大补阳气，结果很多病人吃了大夫开的人参、黄芪、鹿茸、附子、干姜等，口舌生疮，年轻的会脸上长痘，更有甚者出现小便淋漓涩痛等尿路感染的症状，或者大便秘结。可是这些大夫不从自身找原因，不反思自己的辩证用药有没有问题，反而说是病人虚不受补。真丢我们中医的脸。我给病人分析，如果你手足冷去看西医大夫的话，他们会怎么说呢？他们会说这是由于你的末梢循环不好，血液供应减少了，所以温度低。咱中医应该怎么看这个问题呢？我不否认这些人存在阳气不足的表现，按照咱中医的理论，怕冷喜温当然是阳虚，这没错的，问题是你仔细辨证了吗？你仔细观察病人了吗？你诊脉的技术怎么样？你仔细询问病人了吗？我在临床上所见这些人的阳虚其实大多数只是某一局部的阳气不足，而整体的阳气并不虚，这些人手足冷的同时往往还有脸上长痘，大便黏滞或大便干燥，心情烦躁等内热的表现。女性还会有月经延期，经量少，经色暗或有血块，之所以手足冷是因为气滞血瘀，如果给这些人用点活血的药怕冷的症状就会立马好转，而且内热、血瘀的表现也会改善。因为气血的分布均匀了，不再是都郁在里面，导致里面的气血过多，热量过多，而出现热的表现。中医有句话叫"动则阳生"其实就是对这样的情况说的，因为你活动一下，全身的气血流通了，血液供应充足了，手足自然不凉了，现在的人太缺乏运动了，所以很多人有这种表现。老百姓的谚语说"数九寒冬，冻死懒汉"，只要你不懒，动一动，阳气就出来了，就不冷了。看来现在的很多中医大夫连个普通的老百姓都不如，唉，中医的悲哀！第四个患者就是由于长期月经下不来，气血都郁在里面而化热，导致少阳相火异常，从而为肿瘤的发生提供了条件。

这几个病例让我们真真地看到了一些与癌症的发病有密切相关的因素，这些因素多因外伤或患者平素的体质，也有疾病所致。这说明癌症不会无缘由地来，下面我要分析一下根据我多年临床观察和思考所得出的一些观点，我的这些观点不知道能得到多少人的认可，这其实并不重要，我只希望这个世界上能少一些人因为癌症而死，这其中有些人可能本来是不应该患上癌症的。我是以少阳相火妄动致癌这个理论去看这个问题的，或许别的学者有其他的合乎实际的理论，这不矛盾，世间的路不会只有一条。

在我日常工作中所见的癌症病人中，我发现有一种体质的人最多，就是变态反应性体质，通俗点说是过敏体质。虽然后者好理解，能被大多数人理解，但是又似乎不太贴切，如果一个人是过敏性鼻炎、过敏性哮喘、湿疹等，我们说他是过敏性体质可以说的通，但如果一个人是间质性肺炎、类风湿性关节炎、偏头痛、乳腺小叶增生、甲状腺结节等，你要说人家是过敏性体质好像就不太贴切了，只能说是变态反应性体质。变态反应性体质的人由于其体内经常会发生变态反应性炎症，而这样的炎症从我们中医辨证绝大多数是属于热性的，热性的炎症反复发生，必然会引起这个人的圣体内少阳相火的妄动，就可能导致癌症的发生。我们还是看实例吧。

三年前有一个十二岁的小男孩由他的父亲带来找我，他患的是鼻咽癌，已经做过放疗。当时他来看中医是因为放疗后口鼻咽喉部位干燥疼痛，吞咽困难。我在给他诊脉的过程中发现那个男孩不停地用手在身体的各处这里抓抓，那里挠挠，原来他全身都是湿疹，他的父亲说，这个孩子命太苦了，出生时就得了新生儿黄疸，很严重，当时都担心活不下来，半岁左右开始得湿疹，这么多年几乎没好过，后来又有鼻炎，长过鼻息肉并做过手术切除，手术后没到一年就得了这个病。这个孩子就是个典型的变态反应性体质。其实现在出生的孩子有很多就是这种体质，究其原因，一方面是因为现在的人生活条件优越了，太注重保健了，女性在怀孕期间各种补品能吃多少吃多少，吃得再多都还觉得比不上别家的媳妇吃得好、吃得多，甚至有的天天以高丽参、燕窝、海参、鲍鱼为食，这样做的结果只能是导致孕妇体内热毒过重，胎儿必然为热毒所侵，所以很多孩子生出来就有黄疸、湿疹等病。其实这个时候还有补救的方法，那就是在孩子出生的几天内给他多喂点开水，也可以用点黄连水点点眼、滴滴鼻腔或肛门，也可以喂点黄连水，奈何现代人太过溺爱孩子，一点苦都不愿孩子吃，反而给产妇大补，希望通过奶水的营养使自家的孩子长得更壮。这样做的结果就是给了孩子一个经常生病的大热体质，我在临床上见得太多了，可怕的是这时候家长还是认为自己的孩子虚，整天发烧感冒、咳嗽气喘、打喷嚏，要求中医给补一补，增强免疫力，确实很多大夫就给他们用了补药，结果是越治越重，发病更频繁。我治这样的孩子基本就一个法，清热润肺，因为他有热，所以清热，因为肺为娇脏，最易为邪气所侵，所以这样的孩子大多是肺的病（中医所讲的肺包括鼻、咽喉、气管），所以要润肺。

闫女士今年快六十岁了，她在半年前查出了甲状腺癌，她也是个典型的变态反应性体质，平时整天上火，不是口腔溃疡，就是牙痛、中耳炎发作，或者睡眠不好就头痛，咽喉发炎、鼻炎是家常便饭，有乳腺小叶增生。要命的是她那一身皮肤从来就没消停过，要么过敏了，神经性皮炎、荨麻疹、湿疹、脓包疮，轮换着来。她整天说自己在找事（方言，意思是所做的事预示着不好的事情发生），早晚要出大病。这不癌症就找上她了。她是个很开朗的人，很看得开，但是她担心她的家人，因为她的侄女和她一样的体质，已经在她之前患上了乳腺癌，她的爱人、儿子、儿媳、孙子也都是这种体质，所以她把一家人都带来吃中药，再难挂号也要挂，经常在网上挂不到就到医院门诊服务台排队约，半夜就在那等，不辞辛苦，听了她的情况我都很自责。

有一位女病人，今年43岁，胃癌术后、化疗后，已经在我这儿吃了五年多的中药。我曾经带着我这个少阳相火妄动致癌理论在她身上找寻致癌的蛛丝马迹，但似乎我失败了，因为这个人的体质怎么辨证都没有相火妄动的证据，我曾经怀疑我的理论。今年春天她的父亲因为哮喘住到了我的病区，这让我为我的理论找回了一些自信，因为她的父亲是个变态反应性体质，所以他父亲的体质也会影响到她的体质。前不久她因为例行胃癌术后的体检又住到了我们病区，这一次我为我的理论找回了尊严，因为住院期间她的哮喘发作了，而且就在我查房时，刚刚查过她，正在查她邻床的一个病人，突然她就出现了喘憋、喉中痰声辘辘，呈端坐呼吸，口唇出现紫绀。追问一下她最近的身体情况得知，她最近经常发作哮喘，反复出现口腔溃疡、湿疹、便秘等，这反映出了她的体质出现了火盛的表现，火盛的结果是引起少阳相火异常。这个病例除了使我对这个理论更有自信以外，也使我多了些经验。这个经验告诉我有些情况下虽然没有明显的少阳相火异常的表现，但可能在这个人这一段时间内没有表现出来，以后可能会找到其人少阳相火异常的证据。这就要求我们看一个人的体质要动态地看，往前看，看有血缘关系的长辈，还有他自己既往的身体状况；往后看，是看他今后的体质变化。往前看，能够指导我现在的用药，比如这个病人既往的体质有少阳相火异常的表现，我用药时就要考虑是否加入清少阳相火的药；往后看，是要决定是否在用药时考虑加入清火的药，预防少阳相火异常，从而起到预防肿瘤发生的作用。

和刘大姐认识是在一次朋友的宴请时，她说早就想认识我了，因为她的母亲和姐姐都有严重的皮肤过敏，她母亲八十多岁了，有糖尿病史，血糖控制得不好，但最让她头痛的是母亲的皮肤病，近十来年几乎没有好过一天，全身皮疹此起彼伏，瘙痒难耐，有的地方都抓破了，由于血糖高，破溃的皮肤又很难愈合，经常需要用抗生素，以至于现在对抗生素都耐药了，每次出现感染都要用到两三组抗生素，而且用很长时间才能控制，甚至有时由于用抗生素时间过久出现了真菌感染。她的姐姐也和她的母亲一样，皮肤过敏很严重。所以她想找我给她的母亲和姐姐开点中药治疗。我当时问她有没有这种情况，她说很庆幸她没有。但是我觉得她更应该注意，她们家有这样的过敏体质史，所以她虽然没有出现过敏的症状，但是她的体质应该也属于火热偏盛的，她的母亲和姐姐由于皮肤整天过敏，抓破了，流血了，体内的热也随之散掉了一些，所以她们的体内少阳相火异常的情况就要比她好很多，她们得肿瘤的概率可能就要比她小。也许我是个乌鸦嘴，没过两个月她就查出了恶性淋巴瘤，化疗了，并做了骨髓移植。后来就一直找我开中药，现在挺好的。

讲到这里我就不想过多地举例子了，似乎我已经可以得出结论。对于那些可能造成一个人身体内火热过剩，以至于导致少阳相火异常，最后可能致癌的各种原因，如果我们能够提前干预，通过应用适当的方法预防这些原因的发生。即使发生了我们就采取相应的手段将这些邪热清除，不给少阳相火异常创造条件，从而起到预防肿瘤发生的作用。

这样的例子不胜枚举。如果不小心碰撞了身体的哪个部位，导致局部瘀血、水肿，但没有出血，这时候的治疗方法是在急性期过后，采取针刺、拔罐的方法放一点血是简单易行的好方法，可以清除瘀血，避免像前面的病例那样因瘀血留于体内而化热，引起少阳相火异常，最终引起肿瘤的发生。对于那些平素身体属于热性体质的人，或者是变态反应体质人，我建议他们经常找中医大夫做做针灸、刺络放血，也可以找个明白的中医开点清火的中药吃一吃，这样做的目的就是为了清除体内多余的邪热，使之不至于引起机体发生少阳相火异常，不给肿瘤的发生创造条件。为什么说要找个明白的中医呢？我在临床中发现，现在的中国人似乎对于进补情有独钟，国人的进补情结不知始于何时，我也没工夫去考证。反正现在进补俨然成了一股民族风，成了一种文化。这种文化，这股民族风是好是坏也不好定论。就像中国的酒文化一样，过去中国人穷，有点酒自己舍不得喝，要给客人喝，给尊贵的人喝，所以总是给别人敬酒，劝别人喝酒。如果说有酒文化的话，也止于此时。到现在大家都富足了，酒也不再是什么稀罕的好东西了，但劝酒之风却延续了下来，被一些人发扬光大了。酒场上把别人喝个半死也算作文化吗？进补也是这样一个过程。我是认为过去由于天灾人祸、战乱疾病等，民不聊生，食不果腹，居无定所，风餐露宿，人们的身体健康大受摧残，能活下来已经很不容易了。在那样的情况下人们的身体确实需要进补。反观时下之人，无论是身居要位，或是家财万贯，还是平民百姓，谁家缺少鱼肉蛋奶等物，膏粱厚味成了中国人的主食，粗茶淡饭成了稀罕物，加之现代人缺乏运动，身体内摄入的过多热量消耗不了，在体内就成了患病之源，莫说是高血压、糖尿病、高血脂找上门来，肿瘤也随之成了常客。

11 中医秘方能够治愈癌症吗

你有什么治疗癌症的秘方吗？

帮我看看这个秘方能治肝癌吗？

这个方子是一个老中医开的，治好了无数的癌症病人，看看我能用吗……

我几乎每天都要回答这样的问题，现在我的手机里还有好几条这样的短信，都是一些人从什么地方听到了或者看到了一个中药方子，据说能治好癌症。这些方子有的还是专病专方，比如有的宣称能治愈肺癌，有的宣称能治愈肝癌，有的宣称能治愈白血病，有的宣称能治愈胰腺癌等。还有一些大致相同的例子，某某人的某某亲戚、朋友得了某某癌，在很多大医院被告知治不好了，结果服了这个方子一段时间，人好起来了，去医院一查癌没有了，一般还都要加一句"找到原来给看病的那个医生，他都不敢相信。"其实这样的说法我更不敢信。还有些方子就更神奇了，那是包治百病，不光能治愈所有的癌症，别的病也都能治，甚至没病可以预防，还可以养生，似乎可以让人吃了长生不老，返老还童。

我真想不通，在文化、科技、信息这么发达的当今时代，居然还有这么多人对所谓的秘方深信不疑，以身试药，直至死而后已！

前几天我们医院一位肿瘤科的主任给我打电话，说她的一个病人服了一个什么秘方，她只知道里面有壁虎这味药，是研成粉的，直接吞服，结果服用三天后这个病人的肝脏损害非常严重，问我有没有补救的办法。我经常听到这样的询问，每次我都莫名地气愤，我恨那些编造那些秘方的人，但我更生那些相信、服用秘方的人的气，这些人太不拿自己的生命当回事，而且往往不听正规医生的劝告。

我曾遇见过很多这样的病人，有一次一个患者的家属通过熟人找到我，并不是让我给患者看病，而是给我看了一个中药方子，方子是从哪来的不告诉我，说是保密，据说这个方子治好了很多胃癌病人，他们家有人得了胃癌，手术、化疗都做了，现在除了白细胞低，其他都挺好的，就想再服这个方子，说是可以让肿瘤不复发转移。我一看那个方子当中尽是些壁虎、蜈蚣、蝎子、干蟾皮、农吉利等一些现代研究有抗肿瘤作用的中药。我告诉他们这个病人刚结束化疗，体质比较弱，最好在辨证的基础上服用一些增强体质的中药，等患者身体恢复一段时间再适当在辨证的基础上加一些抗肿瘤的药，因为这些药有很强的毒性，现在患者刚化疗结束，又有骨髓抑制，不太适合用这些药。即使以后患者身体强壮起来了，用这些药也要辨证，而不是像这个方子这样简单地把一些抗肿瘤的药堆砌在一起。谁知他们家一个人听我这样一说很不高兴，说这是一个老中医开的方子，说我是嫉妒人家才故意说这个方子不好。我感到莫名其妙，我嫉妒他什么呢？我自己的病人多得看不完，每天都为了推却很多患者费尽口舌，甚至做梦的时候都在安排一些求医的熟人，让他们改天再来，因为实在看不完了，你说我有必要嫉妒吗？结果第二天上午十点多我们医院一个大夫打电话给我，说昨天那个找我咨询的患者服了那个方子中毒了，生命垂危，问我们中医有办法解救吗，患者家属不好意思问我，托他找我咨询。

两天前一个肺癌患者来找我看病，我一看是个老病人，他进门就问我还记得他吗，我说记得。原来他两年多以前在我这吃过一段时间中药，是个肺癌患者。当时是因为肺癌术后复发来找我的，吃了一段时间中药，复查发现肺部肿瘤没有缩小，就到北京去了。经了解，这两年多时间他做了一次伽马刀、四周期化疗，服了一年多靶向药，现在还在服，肿瘤有所缩小，但体质较差，就想服中药调理一下，半个月前到北京找了个著名中医开了中药。结果服药一周后出现恶心、呕吐、腹泻，吃不下饭，就来找我了。我看了下那个方子（在这里就不写出来了，因为名家的方子总是有特点的，别让人对号入座，惹来麻烦）都是些寒凉、滋阴和毒性很大的药，就劝他停一段时间，因为他在服靶向药，有胃肠道反应，如果再吃那些中药会加重症状。但是患者和家属都说不敢停，因为医生告诉他们要吃三个月，只要求我给开点中药改善一下目前的症状。我也很无奈，只能说不能两个方子同时服，结果他们家一个人的一句话说出了他们的真实想法。那个人说"这可是人家的秘方，这个医生你该知道，全国有名，挂个号要三百，还挂不到，我们这是从号贩子手里花高价买的号"。既然人家花高价买的号，又找名医开的秘方，我也不好说什么了。还有一个相似的例子，这个病人昨天才住进我们病房，是一个五十多岁的男性患者，肝癌肺转移，西医放弃治疗了。一个多月前找我开过一次中药，吃了十剂药之后没觉得有什么大的改善，就去了南京，也是托人找了个名中医看的，开了个方子，结果吃了一周后出现呕吐、不能进食，小便刺痛，大便粘腻臭秽，口干口苦。我看那个方子中是一些人参、黄芪、海马等补益中药，加上一些抗癌的药，有干蟾皮、蝎子、蜂房、黄药子等。我看了特别生气，人都这样了，还用这样的药，敢问这位名中医会辨证吗？难道名中医也与时俱进成了西医吗？

　　说到这里我还要说一个话题——老中医。因为前面多次提到了这三个字。在很多人心目中老中医似乎就代表了中医的一个很高的境界，很多影视作品中的中医都是那种白发苍苍，一缕山羊胡的形象，现在各种机构又评选出各种各样的名老中医、名师、大师等（我总觉得名家、名师、大师不应该是评选的，而应该是自然而然地在人们心中的印象，所以现在有很多评选出的名家、名师、大师并不受人待见，因为他与人们心中的印象对不上），所以在人们心中似乎中医就该老，中医的舞台就是个老人活动中心，就连时下各地中医机构办的什么国医堂、国医馆都那么老气横秋，说是古色古香，有传统的气氛。而我总觉得这些馆、堂都搞得像个庙一样，里面焚着香，供着李时珍、华佗的像，坐堂的老中医穿着唐装，即使是穿的白大褂也鼓鼓囊囊，毫无观瞻。我经常想，难道中医就不能是帅气的小伙子、年轻美丽的姑娘吗？难道中医就不能穿着飘逸的白大褂吗？难道中医就不能在现代化的写字楼里看病吗？我们科现在在我们这里也是很有声名了，一号难求，但我们却没一个什么老中医，我们科是我们全院平均年龄最小的科室。很多病人听说我们某个大夫名气很大，看病很好，来到后总是大吃一惊，所以我们最常听的一句话就是"我还以为你是个老中医呢，怎么那么年轻！"

我并不是对老中医不尊敬，或者是有什么偏见，我们都会老，我们都将成为老中医，我想说的是我们尊重中医的知识、尊重中医的技能、尊重中医的修养，老一辈的中医名家中有很多让我们很敬仰。我们讨厌那些不学无术的中医骗子，那些人要么一辈子不学无术，靠几个经验方在中医界混日子，终于熬到了年老，可以靠年龄骗人了；也有一些是年轻时很会"混"，各种头衔一大堆，甚至有的当上了个什么领导，为他报课题、拿经费、赚名气铺平了道路，年老了就成了他的资本。我总觉得科研是科研，科研做得好了，你可以称为医学科学家，但不代表你看病的技术有多好。更有甚者，他本来就不是个在中医，只是因为和中医有某些关系，到老了也靠他的年龄加上中医来骗人了，这样的例子我敢说各个中医院都有，他们原本是西医，在中医院工作，退休了一般就到了中医院的国医堂或馆坐诊了，居然也敢称为名老中医！

或许有人说中医是经验医学，就得年龄大了，阅历多了，经验多了才能成为名家。我很反对这种观点，中医是一门思维型的学问，靠的是缜密的思维和敏锐的观察力，我不相信老年人会在这方面强过年轻人，再看看历史上的名医，有几个是在老了之后才成名的呢？他们大多在二十多岁便已名震一方，甚至有的十八九岁便已成名，如施今墨，成名较晚的叶天士也不过三十来岁，那是因为他不断拜师，出道较晚。我总觉得靠经验积累成名的中医水平高不到哪里去，中医算不算科学我不去探讨，最起码它是一门学问、技艺，任何一门学问、技艺的进步必须是靠着思维不断地探索才能不断提高、超越，经验积累出来的只能是熟练工，而成不了大师。

　　更可笑的是一些所谓的老中医开出的方子让人看了不敢恭维，一张方子二十几味药，十几个甚至更多错别字，我只想问一问病人，假如你是个语文老师，你的学生交给你一篇作文，你拿眼一瞄看到的是满纸错别字，你敢说这个学生才华横溢、文采出众吗？你确信你这个学生会写作文吗？你理解我们看了这个老中医的方子时的心情吗？你怎么能说服我相信这个老中医医术高超呢？更何况中医之高深远超一般的语文课吧。有一种说法不知是不是有道理，说那些老中医是故意写错别字的，为的是保密。我作为一个有正常思维的人只能笑一笑，我想对他们说我是故意不考上哈佛大学的，为的是不想当美国总统。你肯定也会笑了吧？

　　所谓抗癌秘方的产生，大多是由于传抄者的无知，孤陋寡闻。我看到过很多这样的秘方，大多是这种情形（而且这些情形就像现在流行的某某体一样，千篇一律），一个患者或患者家属来找我，说是咨询一下，他听说了一个秘方，大多是通过网络知道的，能治某种癌症，一般还会说某某都吃了很长时间了，还活着，原来医生说不要治疗了，活不了多长时间了。就想问问他能不能吃。其实无论我说能吃或不能吃，他都要吃的，因为他已确信那个秘方有效。其实那个方子很多都是很普通的方子，学中医的一入门都要学的，比如小柴胡汤、补中益气汤、小青龙汤等。不知张仲景后人在不？赶快去申请专利吧，你祖先的方子都成秘方了。

　　还有一个人，几年前找我看过病，是肝硬化，经过几个月的治疗康复了，他很感激我，说是看了那么多年，越来越重，可遇到个好大夫了，为了表示对我的感激之情，决定把他父亲珍藏多年的一个治癌秘方送给我，他父亲是个老中医。但是告诉我要耐心等，因为他父亲年龄太大了，已经不干了，他有个本子，记的都是他一辈子给人看病用的秘方，但老头天天装在身上，夜里就放在枕头下，不好拿，耐心等吧。终于半年后的一天，他兴高采烈地来找我了，手里拿个破旧的小本本，说是好不容易趁他父亲睡着了偷出来的，他翻到了其中的一页让我看。我真为他的守信感动了一下。这一页是从一个书上撕下来的一页贴上去的，我一看就知道那是我们这里一家寺院印的小册子上的，因为前些时候另一个人刚刚拿了个小册子来向我咨询秘方的事。原来那本书上印了几个方子，说是能治愈各种癌症，他们给我看的方子是半枝莲 50g，蛇舌草 50g，每天煮一大锅水喝，可治肝癌、肺癌、胃癌等各种癌。真是哭笑不得！这两味药现代研究有一定的抗癌作用，但就像我前面说的那样，这些药的应用是要在辨证的基础上，而且要看病情而定。我见过很多患者服这个方子，却没见过哪个癌症治好了，反倒有些人吃了导致脾胃功能下降，体质越来越差。最后病没有治好，人却不行了。

还有一些所谓的秘方其实是一些大夫（姑且算他们是大夫吧，因为虽然人家是个江湖郎中，但一大把年纪了，不容易）故弄玄虚，曾经有个病人拿着这样的一个"秘方"来找我，让我按照那个方子给他开药，我一看那个方子是这样的，黄芪 0.01g，党参 0.01g，当归 0.01g，甘草 0.01g，茯苓 0.01g，说是每天一副，煎水 2000 毫升喝，能治好各种癌症。尽管我费尽口舌给他讲这方子起不到多大作用，况且那个药量太小了，煎成 2000 毫升水浓度也太低了，跟喝白开水有多大差别呢？但他坚信那个方子能治好癌症，说是老中医开的。没办法，我只能让他去问问药房的药师能不能称出那个量，结果药房的人说他们的称没那么小的刻度，没法称，他才放弃，可能去别处买了吧。我有时又会想，这样的"秘方"还算好的，虽然治不好病，但也不至于要人命，有的"秘方"如同杀人毒药，有的药用量达到正常的十几倍，甚至几十倍。曾经有人来找我，说他父亲得了肝癌，一个老中医给开了个方子，光开那个方子不买他的药，花了五千块钱。我一看里面每味药都在常用量的数倍以上，尤其是甘遂、芫花，都用到了 60g，对这些毒性大的药要很少用，最多也只用 2g，还要十分谨慎，生怕中毒。

还有一种情况的秘方就是对所谓名家的迷信了，就像我前面举的第三个例子。我还是那句话，名家的医术不一定和他的名声成正比。

秘方情节在中国人的心里真是根深蒂固了，在此我只能呼吁广大的患者多一些思考，在科技、信息这么发达的时代，不要再相信那些道听途说的秘方，不要再受一些江湖医生的欺骗，多听听正规医院的医生的意见。也求求那些用所谓的秘方来骗人的人高抬贵手，放过中医吧，别再给中医的形象抹黑了，给中医留条活路吧。

12 SIKAO AIZHENG
与癌共舞——新常态下的人生

新常态，是近年来重要的经济术语，最先由美国太平洋基金管理公司总裁埃里安提出。尽管在不同领域有不同含义，但"新常态"在宏观经济领域被西方舆论普遍形容为危机之后经济恢复的缓慢而痛苦的过程。《经济日报》评论员文章是这样表述的新常态之"新"，意味着不同以往；新常态之"常"，意味着相对稳定。

不妨把这个概念引入到医学领域，我觉得这个概念的出现对于癌症患者意味着用新的人生观去对待自己患癌之后的人生之路，过好与癌共舞的生活；对于医生来说就是要改变过去的观念，我们的治疗策略是要让患者的身体在癌症状态下找到新的平衡，让病情相对稳定。

这些年我接触过很多肿瘤病人，对于他们来说我既是一个医生，也是个旁观者，我想以我的体会给他们一些建议。

因为患癌后患者的身体已经不同以往，不管患者身体中的肿瘤是不是还存在，治疗都是不应该停止的。只要肿瘤还在，它就不会停止对患者身体的残害，所以要治疗它；即使现在患者的体内已经见不到肿瘤的蛛丝马迹，但基本上它总会复发转移的，后期的巩固治疗也是必要的，这就成了患癌后的常态。所以要用积极向上、乐观开朗的心情去生活，把带瘤生存、与癌共舞当成自己新生活、新事件，既不执着于一味抗癌消癌，也不期望着奇迹出现，只是把癌症当成自己生活中的一部分，而不是怀着悲观情绪，成天生活在忧愁恐惧之中。

　　既然是说新常态下的人生，癌症患者就是这段人生的经营者，如何经营好患癌后的生活，如何走好患癌后的人生之路，都是癌症患者应当认真思考和对待的问题。我常常告诉周围的人，有了癌症的生活就如同第二次生命，假如你过去的人生辉煌灿烂，那这时就放下架子，返璞归真，重新开始不一样的生活，认真地从新经营它；如果你过去的人生并不如意，那就把这新的生活作为起点。

　　一年多前我们的病房收治一位晚期肝癌患者，已经做过介入治疗，入院时有大量腹水，肝功能很差，腹胀，没有食欲，小便量少。入院后经过我们的治疗一度好转出院，但当时患者还总是惦记着他的工作，还要去参加一个考试，好像是这个考试与职称晋升有关。尽管我们劝他注意休息，不要参加考试了，可是最终他还是忙着备考、考试，结果考过之后身体就不行了，再次住进医院，没几天就去世了，让我们倍感惋惜。

　　好像举了这个例子我是要建议癌症病人不要再工作了，请不要误解，我的意思是要告诉大家在工作中要找到一个自己的身体状况能承受的强度。我也有很多的癌症病人，他们虽然有癌症在身，但照样工作着，同时也很好地生活着。我觉得当一个人患了癌症之后，也就是说当他进入了我所说的新常态下的人生的时候，不妨从心里把自己看低一些，这并不是自卑，这是有自知之明，明白此时自己的身体能力确实不如从前了，把自己工作的调子、理想的调子调低点，也许能够奏出更和谐的音符。小的时候我很聪明，小学、初中时的成绩都是别人无法企及的，但中考后的那个暑假我得了病毒性脑炎，从此后我觉得自己的智力不再像从前那样好，所以高中时我不再把成绩作为最主要的追求，那时我总是回想患脑炎时高烧不退，浑身抽搐，角弓反张，牙关紧咬时的痛苦，因为那时我还有意识，我更记得我父亲跪在医生面前请求医生给我治病的场景，所以我总想做个医生。那时我们当地有个比较有名的医生是个中医，所以在我当时的意识里做个医生就应该是他那样的中医，而且我还知道中医都应该有很好的文学修养，高中的时候我订阅了《江南诗词》杂志，也买了很多其他的诗歌、文学作品来读，有的老师就认为我不求上进，批评我，其实他们并不知道我的真实想法，我是要调低理想的调门，虽然我从小就有想当科学家的梦想，但因为那场病已经是英雄气短。现在回过头来看看，我的决定其实还是比较正确的，现在在我这片天地我也做得不错。我劝癌症患者调低人生和理想的调门并不是消极的，而是积极的、主动的调整，用一句战争年代的话就是战略收缩，为的是将来的更大胜利，战场上的撤退并不代表失败，而是为了保存实力，以利再战。

当然了，走好这段新常态下的人生之路不仅仅是工作、理想，认真规划你的生活也很重要。过去成天熬夜，现在要养成早睡觉的习惯了；过去胡吃海喝，如今要适应清淡饮食了；过去争强好胜，今后要平心静气了；过去没读过多少书，如今可以在书中找寻一片安静了；过去很少关心家人朋友，今后可以多一份亲情了……

对于医生来说正确认识与对待这个新常态下的人生尤其重要，它可以让我们树立一个全新的肿瘤治疗理念，我觉得这异常重要，也许这会是癌症患者的福音，或许会让癌症患者看到光明。

这个理念就是在癌症的治疗中一定要坚持中西医结合的思想，而在这个中西医结合的原则下，又要坚持以中医为主，西医为辅的方法。这就与人们一般意识中的观念有很大不同了，因为很多人一提到中医药在治疗肿瘤方面的作用，总是会把它作为手术和放化疗后的辅助治疗，一般认为中药在这时可以起到减毒增效的作用，就是在放化疗时减轻其毒副作用，增加肿瘤细胞对治疗的敏感性，也可以起到改善患者术后、放化疗后的体质，改善食欲，增强免疫，治疗骨髓抑制，增加白细胞、血小板。所有这些在整个肿瘤的治疗大法之下只是作为一个辅助作用，甚至有时被人认为是可有可无的，更甚者认为是有害的。而我要说的是中医药在肿瘤的治疗中不仅是必需的，而且要走到前沿，而不是作为辅助治疗。

这个方法就是要求我们在治疗肿瘤时要有战略眼光，从长计议，因为很多肿瘤并不是一患上就会让人死亡，并不像一些烈性传染病那么可怕，它还是给患者和医生留下了很多时间。我们病区刚刚收治了一位肝癌患者，这位患者已经确诊九年多了，但除了保肝治疗外，并没有针对肝癌做什么治疗，现在患者的一般情况还算挺好。在这段时间内医生和患者有很多的选择，可以针对患癌这个事做很多的事情。现在临床上当患者确诊了某种肿瘤之后基本是这么个情况：能手术的首先手术，手术后再进行放化疗、生物治疗；不能手术的就选择放化疗、靶向治疗、生物治疗等。一通治疗过后，如果肿瘤消失了，就进入了休战期，定期复查，待到某一天发现肿瘤有复发转移的迹象就再次重复前面的治疗，而那段休战期就好像是在等待肿瘤的再次来临。而有些情况下虽然医生尽了最大努力也没能控制住肿瘤，要么是肿瘤没能完全消失，要么是肿瘤还是那样，最不好的就是肿瘤进展了，转移了，这时候医生能做的要么是继续前面的治疗，换来的往往是患者家的人财两空，要么是放弃治疗，患者和家属听到的是"我们尽了最大努力，但医生不是万能的，医学的发展还不能完全治愈肿瘤"。

我提出以中医为主，西医为辅的方法就是要在这个相对较为持久的癌症病程中始终坚持中医的治疗，在必要的时候用上西医的手段。或者是说把中医治疗作为战略思考，把西医的手术、放化疗等作为一个个战役。这一观点的理论基础就是我在本书前面提到的治疗肿瘤时的不治之治和逃逸学说。

这一学说对我们临床的指导作用就是让我们认识到对肿瘤既不姑息养奸，也不是一味地要将肿瘤消灭殆尽，赶尽杀绝，而不顾患者的身体，当然在条件许可下还是要尽量地去消灭肿瘤，减少身体的负瘤量和负瘤时间（对实体瘤来说也就是说尽量缩小肿瘤的大小，减低瘤标的数值，减少前二者在较高数值的时间），而要做到这样的平衡、稳定，我觉得我们要更多地运用中国式智慧，中庸、和谐、天人合一、阴阳平衡。

当一个肿瘤病人找到了我，我该如何去做呢？拿肺癌为例吧。患者是一位四十岁左右的男性患者，有十几年的吸烟史，最近一个月出现刺激性呛咳，痰少，不易咳出，胸部隐痛，先是认为感冒了，在社区医院用了半个多月抗生素不见好转，就到大医院查了胸部 CT，显示右肺门占位，后经气管镜及病理检查确诊为肺腺癌。考虑到患者比较年轻，身体一般情况较好，我认为对这位患者来说手术是第一个要做的治疗（我并没有说是首选），术后如果患者身体情况恢复较好，可以再化疗，疗程的多少和方案都要根据患者当时的情况来定，之后还可以进行生物治疗等。从这个病人一开始来找我就诊，我就会让他吃中药，什么时候开始吃呢？现在；吃多长时间呢？五年以上；为什么要吃五年以上呢？五年以后肿瘤的复发转移率会大大减低；肿瘤经过了手术、放化疗、生物治疗都没了为什么还要吃中药呢？肿瘤会复发转移，吃中药是为了延缓复发转移、减少复发转移率；吃什么中药呢？经明白的中医辨证开方；有特效药吗？不要信；有秘方吗？更不要信。

如果这位患者经肿瘤外科医生或胸外科医生会诊后认为不宜手术切除，只能进行放化疗，那就开始放化疗吧。放化疗的结果可能是肿瘤彻底被杀灭了，查不到了，也可能无法完全杀灭。但不管哪种情况都要吃中药。或者患者是位七八十岁的老人，那我就不建议他把手术作为第一个治疗了，放化疗可以考虑，但要综合评价患者的病情和预后。如果能放化疗就去做，但是从现在就要开始给予中医药治疗。这里用中药有两个目的：第一，改善患者体质，使之能够耐受放化疗，帮助患者完成放化疗；第二，如果不能进行放化疗那就用中医治疗。怎么治呢？用我所说的不治之治理论去治；这个理论的依据是什么？是我的逃逸学说。关于逃逸学说我以后想专门写一部书进行论述。

参考文献

[1] 江花，陈庄，扶世杰，等."少阳主骨"学说的架构与验证 [J]. 泸州医学院学报，2011，34（1）：5-9.

[2] Wariaghli, Ghizlane, Mounach, eta1.Osteoporosis in chronic liver disease：a case—control study [J]. Rheumatol Int.2010，30（7）：893.

[3] Guichelaar, Maureen M J, Schmoll.eta1.FmcturcS and avascular necrosis before and after orthotopic liver trans-plantation: long-term follow-up and predictive factors[J]. Hepatology, 2007, 46（4）: 1198.

[4] Collier, Jane.Bone disorders in chronic liver disease [J]. Hepatology, 2007, 46（4）: 1271.

[5] Guichelaar, Maureen J, Kendall, eta1.Bone mineral density before and after OLT: long-term follow-up and pre-dictive factors[J]. Liver Transpl, 200, 12 （9）: 1390.

[6] Frith J, Kerr S, Robinson L, etal.Primary biliary cirrhosis is associated with falls and significant fall related injury[J]. QJM, 2010, 10（30）: 153.

13 SIKAO AIZHENG
典型病例解析

　　我在这里附上了一部分在我科住院的肿瘤病例，目的是让读者认识真实的肿瘤中医临床现状。由于住院病人的住院日期受医院住院时间的严格控制，所以时间都很短，无法给大家展示我们治疗肿瘤的全部经过，但通过我们对肿瘤相关问题的解决也可以使大家相信中医药在治疗肿瘤方面是能够有所作为的。同时给大家举一些反面的例子，冀以之佐证我的理论。

1. 心律失常

　　男性患者，72岁，因"反复黑便6月余，胃癌姑息术后5月余"入院。患者5月前因"反复黑便1月余"于徐州市中心医院行胃镜确诊（胃窦）腺癌，并行上腹部CT发现肝内、胰胃间多大淋巴结转移，于上海长海医院行剖腹探查，因无法行胃部原发病灶切除，改行"胃右动脉、胃左动脉结扎＋胃空肠吻合术"并在我院肿瘤科行生物治疗4次。术后至今仍有黑便，夹杂暗红色血块，不伴呕血，无头晕耳鸣、寒战乏力，血红蛋白显著下降，给予输血后及止血对症支持治疗后，黑便症状缓解。此次入院，患者仍有黑便，每次约500ml，伴纳差乏力，饭量下降约为原先1/3，时有泛酸。

　　查体：腹平软，腹部正中见一长约20cm术后疤痕，右髂窝见一长约5cm

手术疤痕，愈合好，未见腹壁静脉曲张及蠕动波，无肌卫，剑突下、肋下有压痛及反跳痛，肝肋下约 5cm，剑突下约 3cm，质硬，边缘不清晰。脾未触及，Murphy 征（－），肝区有叩痛，肾区无叩痛，双下肢无水肿。

该患者在中医属于癌病所致的"便血"。患者年老体弱，正气内虚，复因生活失于调养，脏腑阴阳气血失调，病邪久羁，正气愈损，邪气凝结体内，阻碍气机，气滞、血瘀、痰浊等聚结成块，发为癌病。邪浊熏蒸胃肠，胃肠脉络受损，固见黑便。舌脉俱为气不摄血之象。入院后查血常规：血红蛋白 59g/L。即刻申请悬浮红细胞 4U 输注，并以生长抑素泵入止血，中医治以益气收敛止血，整方如下：党参 15g，炒麦芽 30g，生山楂 20g，海螵蛸 30g，仙鹤草 20g，白芨 10g，藤梨根 30g，冬凌草 30g，肿节风 10g，紫光草 10g，蒲公英 30g，全虫 5g，炙甘草 6g，熟地 30g，炮姜 10g，黄连 6g，木香 6g。7 剂水煎服，日 1 剂，早晚各 1 次。输血后血红蛋白升至 90g/L，患者精神好转，仍有黑便，胸部 CT（2013-03-16，放射号：858103）回示两肺多发转移瘤，较前片（2012-10-09）病灶部分增多、增大，新增两侧胸腔少量积液。家属表示了解病情，并拒绝接受放化疗。之后患者症状逐渐好转，到 3 月 16 日，患者突然出现发热，最高 40℃，予吲哚美辛栓塞肛、肌内注射赖氨酸阿司匹林、补液等处理后，患者体温渐降至正常，但嗜睡，呼之不应，出汗多。查体：血压 110/70mmHg，心率 83 次 / 分，嗜睡，压眶有反应，四肢肌张力正常，病理征(－)，双侧瞳孔缩小。

请急诊科急会诊意见回示建议：适当补充液体，维持生命体征平稳，完善生化 + 电解质，头颅 MRI 等检查，排除有无颅内病灶。予心电监护监测生命体征，补液，急查血常规、急诊生化、凝血功能，向患者家属交代患者胃癌伴多发转移，一般情况差，有发生严重感染、肿瘤破裂消化道大出血、休克、心脑血管意外、呼吸心搏骤停等危及生命的情况发生，患者家属表示理解并同意，建议患者查头颅 MRI 排除脑部转移，患者家属拒绝，反复劝说无效。后检查回示，血常规（急）：血红蛋白：90g/L；白细胞计数：15.21×10⁹/L；中性粒细胞百分比：97.3%；血氨测定：血浆氨：9μmol/L 凝血功能（急）：凝血酶原时间：16.2sec；活化部分凝血活酶时间：35.6sec；急诊生化：碱性磷酸酶：185U/L；白蛋白：26.6 g/L；钾：3.31 mmol/L；总钙：1.88 mmol/L，建议患者补充白蛋白。家属表示同意。

两天后即3月18日凌晨00：30患者突发心律失常，床边心电图提示房颤，患者自觉心慌，无胸闷胸痛，血压110/60mmHg，心室率160次/分，患者小便量较少。查体：双肺呼吸音清，未及干湿啰音，心律不齐，心音低沉，各瓣膜未及明显杂音，昨日复查电解质提示钾、钠偏低，加之患者长期贫血，前日高热消耗诱发房颤，治疗予补钾补液支持，呋塞米利尿，毛花苷C纠正房颤，效果欠佳，请心内科会诊后予胺碘酮150mg静脉注射，同时300mg静脉维持，一小时后心率开始下降，晨起心率维持在90~110次/分，患者未诉不适。

次日18：56，患者觉心慌，无胸闷胸痛，行床边心电图提示房颤，患者自血压110/60mmHg，心室率160~150次/分，给予胺碘酮300mg泵入后至今晨05：00心率在110~120次/分，9点患者心率再次上升，140~160次/分，听诊心律绝对不齐，心音强弱不等。请心内科急会诊，房颤发作原因考虑为患者长期贫血及电解质紊乱所致。建议纠正贫血及电解质紊乱。遵循心内科建议，继续补钾、补浓钠以改善电解质紊乱，并输红细胞悬液2U。但患者心律仍绝对不齐，心音强弱不等，此时我决定以中药治疗其心律失常，并告诉科内医生，我们是中医大夫，要相信自己，勇于担当，危难之处更能显示我中医之价值，遂以中药治以益气养血，滋阴复脉。整方如下：西洋参6g，龟板6g，麦冬15g，柏子仁30g，炒麦芽30g，煅牡蛎30g，苦参6g，炙甘草10g，炙黄芪15g，制五味子10g。3剂水煎服，日1剂，每日3次。

当晚21：30，即患者服完中药仅1小时，心率转为窦性，房颤复律。22日夜间家属又发现患者心率逐渐减慢，最慢时在50次/分以下，家属紧张万分，以为此病已不可为。第二天一早请心内科会诊，未提出有效建议。我说看来还要靠中医解决这个问题，当时心内科会诊医生于门口窃笑，似有不信之意。我思之，投如下药物：西洋参6g，龟板6g，麦冬15g，柏子仁30g，麦芽30g，炙甘草10g，炙黄芪15g，生白术20g，薤白10g，熟地30g，枳实10g。5剂水煎服，日1剂。1剂药后心率即恢复正常，后带药出院。

后记：该患者入院后受凉发热、流涕，T39℃，其平日养尊处优，难以忍受病痛折磨，家人一直催促快速降温，遂给予吲哚美辛栓塞肛、肌内注射赖氨酸阿司匹林、补液等处理，后体温渐降至正常，但晚期肿瘤患者长期慢性失血，正气本已极虚，复因大汗，阴阳即将离决，当夜患者极为虚弱，懒动、懒言，于第四天凌晨0:30，诱发房颤，监护仪提示心室率160次/分，予以补钾、补液，毛花苷 C 纠正房颤，效果欠佳，又给予胺碘酮150mg 静脉注射、同时 300mg 静脉维持，1 小时后心率开始下降，但很快出现症状反复，即使给予输血、补液等仍无法纠正心室率快，心内科已束手。诊脉之后我认为该患者胃癌姑息术后，慢性持续性消化道出血，体质虚弱，加以大汗，必致气阴两虚、心失所养故发房颤，投予益气滋阴之品，即刻煎服。第二天早上 7∶30，夜班医生向我汇报，说患者昨晚服完中药 1 个多小时后心率就降下来了。后来又出现了新的问题，患者的心率下降到约 50 次/分，夜间安静时甚至低于 50 次/分，持续 1 天，心内科会诊后无良策。我分析患者大汗之后，阴液亏损，胸阳不振，在上方基础上去煅牡蛎、苦参、五味子等收敛之品，加入生白术、薤白、熟地、枳壳以滋阴养血、振奋胸阳、宽中理气，告诉住院医师第二天就会有改观。回到家中觉得能否起效并没有十足的把握，有点后悔当时夸下海口。结果第二天患者的心率竟然真的恢复了正常，从约 54 次/分上升到约 68 次/分，与患者平时的心率基本相同。这一实例充分表明，中医药在急救方面是大有可为的。

2. 癌性腹水

男性患者，68 岁，因"右上腹不适半年余，加重一周"由门诊拟中医：内科癌病（气滞血瘀证），西医：原发性肝癌入院。患者半年前出现腹胀，右上腹不适，上腹部 CT 提示肝右叶及尾状叶弥漫性癌合并静脉癌栓，患者家属未考虑放化疗、介入治疗，予保肝及口服中药煎剂治疗。一周前患者出现右上腹胀痛，纳差，食后恶心，时有呕吐，无发热，下肢水肿，咳嗽咳痰，憋喘，完善检查后明确病情进展情况及有无转移。

该患者诊断为"原发性肝癌"，现右上腹疼痛，纳差，恶心，时有干呕，双下肢水肿，查体见腹部膨隆，移动性浊音（+）。患者去岁发现肿瘤，现病情加重，入院后查上腹部 CT 增强提示肝癌治疗后表现，肝内多发转移，不能除外双肺存在转移灶，抽血检查回示谷草转氨酶 287U/L，谷丙转氨酶 221U/L，白蛋白 28.7g/L，出现低蛋白血症、胸腔积液，肝功能逐渐衰竭，表现为腹水明显，动则咳喘，逐渐不能下床，家属焦急万分，要求请肿瘤科会诊。这个时候家属往往认为我们不专业，每当此时我心中都有一种难以名状的滋味，一方面我理解家属的心情，另一方面这种情况下即使华佗再世又能何为呢？

　　肿瘤科会诊后认为患者属肝癌终末期，目前状况差，已不适合化疗、放疗，治疗目标应定为对症支持，改善患者生活质量，延长生存期。家人不死心，又联系介入科会诊，结果同肿瘤科会诊意见基本无二。其实即使从中医角度看，该患者亦不可再行攻伐之法。诚然，患者肿瘤进展，若要治病必须针对肿瘤，但放化疗、介入等均有极大的副作用，患者目前正气极虚，恐怕上述疗法尚未起到作用，正气已被消耗殆尽。临床中我们见到许多未接受手术、放化疗等治疗的患者，其生存期反而更长，因此也许有朝一日目前主流医学治疗肿瘤手段的作用将会被重新评估。

　　患者目前腹水多，显著腹胀，胃纳极差，活动后咳喘，治疗上只能采用补充白蛋白、利尿、补充电解质和能量等原则，初始几天患者尚基本能保持出入量平衡，24 小时入量约 1500ml，出量基本等同。逐渐出现出入量负平衡，即出量越来越少，即使加大白蛋白、呋塞米用量，甚至加用速尿片、螺内酯等也无济于事，眼见患者腹部紧绷发亮，小便越来越少，我明白该患者病情随时可能恶化，出现肝肾综合征、肝性脑病、肿瘤破裂出血等险情，顷刻危及生命。我与家属做了充分沟通，其女儿当初积极求治的热情已然不见，只是央求我能否再想想办法拖延一两天，因其在外地的儿子尚未回到家中。我通知管床医生将静脉用水减至最低量，然后陷入了沉思。

　　该病中医当属"臌胀病"，病机当为正虚已极，毒邪留恋，阴阳即将离决。当务之急应温阳化水，但患者进水尚觉腹胀，更不用提中药汤剂了。查房时得知患者最近几天因进食较少故无大便，《内经》云"中满者，泻之于内"，灌肠可以通便且能使药物通过肠道吸收，似可一试。此外想起之前曾用中药外敷治疗腰突症获得佳效，索性按图索骥，权当安慰吧。

灌肠方：黄芪 10g，红参 7g，银花 10g，蒲公英 15g，板蓝根 15g，炙甘草 6g。5 付，水煎保留灌肠，每日一次。外敷方：制乳香 100g，龟板胶 500g，阿魏 150g，防风 100g，羌活 100g，冰片 30g，红花 100g，生姜 100g，1 付。将高良姜、小茴香、椒目打粉，上述药物煎膏即将成膏时加入混匀外敷腹部，每日一次。

处方完毕我即投入了繁忙的诊务之中，完全将此事忘之脑后。待下一次查房时管床医生向我汇报，说患者已于前几天出院，回家后来电致谢，感谢我为他们赢得了时间，让病人平安回到家中。这在我所在城市附近的农村是惯例，病人一定要在自己家中走完最后一分钟，所以大多农村患者家属都要求病危之前将病人拉回家中。我以为该患者也属于这种情况，也就不以为意。谁料他接下来说的话着实让我吃惊不小，他说从这个病例他充分认识到中医的神奇疗效，他递过来一张患者的出入量记录单，该单记录了患者使用外敷药前、后24 小时的出入量情况。

药物外用前后对比	日期	24h 总入量（ml）	24h 总出量（ml）
使用外用药前	3-22	2657.5	2230
	3-23	2547.5	1000
	3-24	1747.5	800
	3-25	1296	700
使用外用药后	3-26	1618	1800
	3-27	1975	1500
	3-28	1156.5	1400
	3-29	1006.5	1600
	3-30	927.5	1150
	3-31	1336.5	1750
	4-1	990	1600
	4-2	1120	1600

3月26日开始使用外用药，当天进行了中药灌肠，第二天患者因无法保留灌肠中药拒行灌肠，之后单单使用了中药外敷腹部，白蛋白和利尿剂因作用不佳已于27日停用。数据表明使用外用药后，无论是小便次数还是小便量均明显增加，使用两天后腹部已有所松软，患者饮食增加。简简单单的中药外敷腹部，竟然在补充白蛋白、静推大量利尿剂都于事无补的情况下显著增加小便量，可谓威力强大。

后记：通过随访得知患者于出院后一个月离世，虽然未能挽救患者生命，但在当时的情况下中药外敷腹部能够通利小便，让我感到中医外治法效力之大。此后在临床上我大力提倡中药外用，对于癌性疼痛、肿瘤晚期厌食、顽固性腹水等均起到了满意的疗效。在该患者的外用方中，制乳香、阿魏、红花均有活血之功，冰片可促进药物通过皮肤渗透，龟板胶可帮助辅型成膏，且龟出没于水中，为血肉有情之品，能够滋阴利水，防风、羌活辛温表散，与龟板合用能降其辛燥之性，生姜有温脾化水之功，而高良姜、小茴香、椒目合用可温胃、暖肝、利水，诸药合用，能够使"死水"活动起来，通过小便排出。这种情况，无论口服还是外用，像猪苓、泽泻之类的利水药是起不到利水作用的。

3. 消癌

女性患者，55岁，因"确诊为肺癌3年，6周期化疗后"入院。患者3年前确诊为"肺癌"，伴有肺内转移，于外院行6周期化疗，病灶无明显缩小，2012年5月起经人介绍一直在我处服用中药，病情控制尚可，肺部肿瘤无明显变化，但自觉症状较前缓解不少。最近患者出现咳嗽、痰多，活动后憋喘，加之此次已有近4月未查胸部CT，故入院复查。查体：右上肺呼吸音低，右下肺闻及少量细湿啰音，左肺呼吸音粗。入院查胸部CT增强示"肺癌肺内转移治疗后"，较前片略有进展。抽血化验回示肿瘤标志物CYFRA21-1（肺癌抗原）、NSE（神经元烯醇化酶）稍偏高。入院检查结果表明患者肺部肿瘤较前进展，故症状较前加重，咳嗽咳痰，痰量多，为黄白痰，饮食睡眠尚可，大小便正常，舌红，苔薄，脉弦数。按照西医肿瘤内科的原则，我建议患者进行化疗，但患者之前6周期化疗痛苦不堪的经历尚历历在目，故而坚决拒绝。该患者中医辨证当属"肺气虚",关于该证我的理解不同于教科书,为此我曾向跟诊医师做过简短阐释,现录于下。

中医理论中肺属金,秋季为肺金主令,肺主寒凉,秋季之前为炎夏,刚刚经过烈烈夏日的熏蒸,人之上焦热邪郁积,出现肺热郁于上焦,肺金肃降功能失常,导致肺气虚,表现为咳嗽、喷嚏、流涕等或胸闷、腹泻,尤其初秋更易见到此类病人。此因肺失清肃之性,肺气上逆则见咳嗽、胸闷;肺与大肠相表里,热邪郁积,急不可待,直奔大肠而去,故而腹泻。治宜清热泻火、滋阴润肺。肺气虚如果直接用黄芪、党参等去补肺气就会出现愈补内火愈大,症状加重,肺热内锢,耗气伤津,直至肺热叶焦,形成肺痿。采用清肺热、滋肾阴的治法则可使肺之肃降功能恢复正常,肾水为肺金所生,肾水充则肺得水润,肺气渐复。对于该患者,因其痰热较重,故须清热化痰。按照此治则,我投予了如下药物:黄芩15g,连翘15g,白英10g,五味子10g,浙贝10g,杏仁10g,蒲公英30g,清半夏10g,板蓝根30g,枳壳10g,僵蚕10g,地龙10g,生麦芽30g,谷芽30g。

该方中黄芩味苦性寒,善除肺中之火;连翘可解心经热邪,味苦微寒,专入心。质轻而浮,为泻心要剂。其形象似心,但开有瓣。心为火主,心清则诸脏与之皆清矣;浙贝苦寒,解毒利痰,开宣肺气;杏仁专入肺。既有发散风寒之能,复有下气除喘之力;五味子味酸,大收肺气,止咳力强;清半夏可降逆气,兼可化痰;板蓝根味苦性寒,其叶名大青叶,均有清热解毒,凉血利咽之功,在此主要取其苦寒清热。记得我小时候如果受凉感冒了,家人就到野地里挖上一篓板蓝根,回来清洗干净后连叶放进一口硕大的铁锅里煮水,煮出的药汤足有十几碗,常常摆满了大案板,当你一天之内喝完这些药后感冒症状基本上消失得无影无踪了。蒲公英花黄属土,其花干中空如葱管,故可泻热通利。四时常花,花罢飞絮,絮中有子,落处则生,则其禀天地中和之性可知,功擅溃坚肿,消结核,解食毒,散滞气,至贱而有大功。这药最大的特点在于泻火而不损土,火退而胃气自生。又记起小时候,每当饥馑之年,妇女们三五成群在田间地埂采蒲公英以充饥,直到现在我家乡的人们仍然食用它,不过只是作为野菜来调剂一下太过丰富的食谱而已。僵蚕性辛温，辛能散，其功长于祛风化痰，散有余之邪；味咸性寒，故能清热，下行故能利水平喘。于众"静"药中加入一两味虫类药，加强清热化痰之力，有促排痰作用。

5付药后，患者自感排痰较前容易，痰量减少，无意中提到后背常沉重不适，在行背部经络诊察时发现双侧肺腧穴下可触击诸多条索状物，压之酸痛不适，弹拨时更甚，于是在背部进行了刺络拔罐，结果拔出了大量的暗黑色、粘冻状血液。结束后患者感觉"背上似乎卸下了千斤重担"，突然间轻松极了。之后又调了几次处方，总以清热化痰为原则，临近出院时患者又诉常觉双下肢乏力，诊察时发现患者双侧的委中穴、阳陵泉穴附近也发现了明显的血络，于是选取最粗的血络进行了点刺放血。点此左侧阳陵泉穴附近血络时血液竟然喷射而出，用弯盘接取暗黑色的血液，加上右侧委中穴附近的出血，足足有100ml之多。放血完毕患者就感觉轻松多了。

由于体会到了刺络放血的好处，此后患者坚持每周来"放血"一次，后背肺腧穴与下肢轮换进行，出血量越来越少，血络也没有先前那么明显了。

时间来到了2014年的10月，最近4个月患者的中药和放血治疗一直没有间断，但症状控制尚可，偶有活动后气喘。又到了复查的时间，这次因为没有明显的不适，患者要求门诊复查。10月24日的下午我正在埋头诊脉，患者来到我的面前，欣喜地告诉我，这次的复查结果是右肺病灶略变小。即便是"略"变小，她也激动万分，因为近3年，她做过的胸部CT不下十余次，最好的情况就是无明显变化，即使在6周期化疗后也没有出现病灶变小，其余大多数是病灶略有进展。

后记：该患者至今仍在坚持服用中药，并接受放血治疗。我并不知道刺络放血与病灶缩小是否有明确关系，但是放血后患者感到轻松、舒服，就像服用中药，并不能直接针对肿瘤（虽然有很多中药被证实有抗肿瘤作用，但我最反对堆砌这些药物来治病），但是整体调理后患者症状改善，脏器的本来功能得到恢复，生活质量得到提高，不也是一种成功吗？我一直在思考，治疗肿瘤应该是个庞大的工程，就像指挥一场战役，你必须通盘考虑，不能计较一城一地的得失。与肿瘤较量必须打"持久战"，因为恶性肿瘤一发现就意味着"我方"之势开始走弱了，为了与"敌方"对抗，必须先壮大自身实力，当然同时也要去除自身积弊，经过几年"我方"实力得到恢复，战场的形势就开始逐渐发生变化，可以主动出击。可惜的是很多病人不给你那么多时间的，因为他们的身体刚有起色的时候就去接受放化疗了，不要埋怨患者的无知，现代医学一贯是那么的霸气！任性！

4. 肿瘤热

女性患者，56岁，因"反复左下腹刺痛1年余，又伴发热3天"由门诊拟"乙状结肠间皮瘤盆腔多发转移（Ⅳ期）"收入院。

病例特点：

（1）患者一年前无明显诱因下出现左下腹刺痛，当地医院查盆腔CT示子宫占位，考虑恶性肿瘤。遂于2013年8月9日在全麻下行剖腹探查术，术中发现乙状结肠及系膜触及7cm×8cm×9cm实质肿瘤，与子宫后壁直肠子宫反折腹膜侧后腹膜紧密黏连在一起，乙状结肠系膜见一蚕豆大小转移结节，考虑乙状结肠肿瘤盆腔转移可能，家属要求保守治疗，未行手术切除。术后免疫组化：间皮瘤。后患者口服中药治疗，一度腹痛症状好转。3天前患者无明显诱因再次出现左下腹刺痛，伴发热，体温最高达41℃，发热时伴恶寒寒战，偶有恶心呕吐，呕吐物为胃内容物，于当地医院先后以"甲磺酸培氟沙星、克林霉素、氨曲南，炎琥宁"抗感染治疗，并予"赖氨酸阿司匹林"退热，患者症状未见明显改善遂入院。入院时患者左下腹刺痛，嗳气频作，乏力，冷汗出，纳少，食量减为正常量1/3，大便少，日1次，偶有脓血便，小便正常，夜寐欠安。

（2）查体：T：37.7℃ P：98次/分 R：16次/分 BP：120/70mmHg，步入病房，神清，精神可，全身皮肤、黏膜无黄染。浅表淋巴结未及肿大。心肺听诊未及异常。上腹平软，左中下腹、盆腔可及一大小约20cm×25cm包块，质硬，活动度差，局部压痛，肝脾肋下未及，Murphy征（-），麦氏征（-），肝肾区无叩痛，移动性浊音（+）。双下肢不肿。舌质红，苔黄腻，脉弦。

（3）辅助检查：上、中腹、盆腔 CT 增强（2014-07-9，本院）：肝右后叶下段近肝包膜处团块影，较 2013-08-07 片变大。脾门旁实质内结节。双肾囊肿。盆腔内较大囊实性包块。

患者入院后予急查血常规、CRP、腹部 CT 等以明确肿瘤进展情况。血常规 +hscrp（快速）：白细胞计数：5.3×10^9/L；中性粒细胞百分比：81.7%；C 反应蛋白(快)：139.2mg/L 急查腹部 CT 示：盆腔内囊实性包块，内示少量气体，腹盆腔积液。患者高热、腹痛，脓血便，结合辅检结果，考虑存在感染，予头孢地嗪、左氧氟沙星抗感染，复方苦参清利湿热抗肿瘤，并予止血、补液、补充蛋白、能量支持等对症治疗。并多次予血培养，完善生化、瘤标等多项检查，CA125（糖类抗原）：3053.00 U/ml；CA72-4（糖类抗原）：120.70U/ml，血培养阴性，请肿瘤内科会诊，考虑患者一般情况较差，暂无化疗指征，建议调整抗生素，先后予阿米卡星、奥硝唑、头孢哌酮舒巴坦、氨曲南等多种抗生素联合抗炎，患者仍反复发热。

我考虑患者血象不高，多次血培养结果阴性，反复抗生素治疗效果欠佳，且住院期间患者发热时无明显恶寒、发热，考虑肿瘤热，急则治标，先予中药汤剂治以清热凉血退热。处方如下：银花 30g，板蓝根 30g，黄芩 20g，柴胡 10g，连翘 15g，生麦芽 30g，重楼 10g，黄连 10g，炙甘草 10g。上药 3 剂，水煎服每日 1 剂，分 3~5 次频服，患者服用上药后热势较前渐减，最高温度 38.2℃，且未用退热药物体温可自行降至正常。仍以清热解毒凉血方意进退加减，并配合针刺放血泄热，穴取：曲池、大椎、少商、耳尖等。后该患者体温降至正常，且精神、饮食等均见改善，遂带药出院。出院后一周电话随访，患者返家后一直口服中药治疗，未再发热。

我认为癌性发热属中医"内伤发热"范畴。病因病机复杂，总属本虚标实。抛开西医感染等微生物致热等病因病机理论，单从中医角度考虑，癌性发热的根本原因在于阴阳失调，伏火化热。治疗应畅其气机，清其血热，清热解毒和扶正固本兼顾，并知常达变，急则治标。肿瘤晚期患者久病体虚，清热凉血同时勿忘顾护脾胃，生麦芽、甘草即取该意。

5. 感染、发热（我科医师记录）

男性患者，73 岁，因"右肺癌术后两年余，伽马刀治疗后 1 月"入院。病例特点如下：患者 2012 年 2 月 22 日于我院胸外科在全麻胸腔镜下行"右中肺叶切除术 + 淋巴结清扫术"，术中见右中肺外段肿瘤，质硬约 2cm×2cm，胸膜散在结节，依常规方法切除右肺上叶及清扫淋巴结，切除大部结节。术后病理诊断：（右中肺）腺癌高中分化，部分为细支气管肺泡癌，支气管切端未见累及，肺门淋巴结 1 枚未见肿瘤转移。术后恢复可，未行相关治疗。2014 年 5 月患者因"右胸壁疼痛"行胸部 CT 平扫 + 增强 (2014-05-20) 提示：右肺中叶肺 Ca 切除术后"，右肺及胸膜转移。遂予 2014 年 6 月、7 月予"GEM"单药化疗 2 周期，2014 年 8 月予以伽马刀治疗 1 周期，患者于 2014 年 9 月 10 日再次入住我院肿瘤可，入院时咳嗽咳痰，白黏痰，难咳出，活动后胸闷憋喘，发热，最高体温在 39℃左右，纳差，入院后行胸部 CT（2014-09-11）：见右肺散在片絮状、结节状稍高密度影及条索影，边界不清，右肺及胸膜多发结节状稍高密度影。入院多次痰培养查见曲霉菌，血常规提示：白细胞计数 13.0×10^9/L；中性粒细胞百分比：84.5%；血红蛋白：118g/L；入院后肿瘤科予伊曲康唑抗真菌治疗，同时先后予头孢噻肟舒巴坦、比阿培南抗感染治疗，患者症状均未见明显缓解。2014 年 10 月 6 日应家属要求转入我科，转入时患者体温波动在 38℃~39℃之间，胸闷憋喘明显，夜间甚，阵发性咳嗽咳痰，每日仅能进食少量稀饭，胃脘隐痛不适，时有恶心呕吐。入院查体：神志清，精神萎靡不振，消瘦，两肺呼吸音粗，右肺底可及散在湿性啰音，双下肢指凹性水肿。转入后复查血常规白细胞计数 11.8×10^9/L；中性粒细胞百分比：89.3%，血红蛋白：120g/L，CRP 大于 200mg/L，总蛋白 55.5g/L，白蛋白：27.1g/L，前白蛋白 0.13g/L，真菌 D- 葡萄糖 76.33pg/ml，痰培养查见曲霉菌，血培养正常。转入后予哌拉西林他坐巴坦 + 伏立康唑抗感染、氨茶碱平喘、纠正低蛋白血证，同时予氨基酸、维生素支持治疗。同时配合中药清热化痰、止咳平喘治疗。具体药物如下：板蓝根 30g，银花 30g，鱼腥草 30g，连翘 20g，黄芩 20g，生麦芽 30g，谷芽 30g，鸡内金 20g，炙甘草 15g，黄芪 15g，西洋参 10g，浙贝母 10g，僵蚕 10g，枳壳 10g，川芎 10g，制地龙 12g。7 剂，水煎，每日两次，每次 200ml 饭后口服，10 月 14 日贾先红主任医师查房。经过一周治疗后患者体温维持在 37.5℃ ~38℃，仍咳嗽咳痰，白黏痰，翻身拍背后较前明显容易咳出，憋喘明显改善，食量较前改善，夜间能安静入睡 5 个小时，但是患者出现夜间胡言乱语，醒后消失，夜间出汗多，同时有上肢不自主震颤，无头晕头痛，无视觉改变。复查胸部 CT：两肺内见多发斑片、大片高密度影，边界不清，部分内示充气支气管影，右肺病灶为著，右侧胸腔积液。治疗上氨茶碱减量的同时，继续抗感染治疗，予中药益气养阴、清热化痰。具体药物如下：西洋参 15g，板蓝根 30g，银花 20g，黄芩 20g，柴胡 5g，鱼腥草 30g，白英 15g，生麦芽 30g，清半夏 12g，谷芽 30g，鸡内金 20g，生苡仁 30g，麦冬 10g，羚羊角 0.5g。7 剂，水煎，每日两次，每次 200ml 饭后口服，10 月 21 日贾先红主任医师查房。经过两周的中西医治疗，患者体温基本正常，仍有咳嗽，不剧，痰量减少，夜间能安静入睡，出汗多较前有所缓解，大便溏，次数每日 2~4 次，水样便。大便常规未见异常，球杆菌比例失调，多次复查痰培养、血培养提示阴性，复查白细胞计数 10.0×10^9/L；中性粒细胞百分比：81.5%，CRP 大于 23.1mg/L，生化 4：白蛋白：31.5g/L；谷丙转氨酶：75U/L；谷草转氨酶：59U/L；碱性磷酸酶：99U/L；真菌 D– 葡萄糖 57.50pg/ml。复查胸部 CT：较 2014–10–16 片右肺病灶部分吸收，右侧胸腔积液基本吸收。患者出现肝损害、腹泻，考虑药物性肝损害、抗生素相关性腹泻，哌拉西林他坐巴坦暂予停用，伏立康唑改为口服继续治疗，中药益气健脾、化痰止咳。具体药物如下：西洋参 10g，黄芪 10g，法半夏 10g，浙贝母 10g，麦冬 10g，白果 10g，莲子 20g，芡实米 20g，茯苓 20g，谷芽 30g，炒麦芽 30g，生山楂 20g，鸡内金 20g，炙甘草 10g，板蓝根 30g，麻黄根 12g。10 月 29 日该病人出院，一直口服中药治疗，11 月 19 日门诊复查"右肺癌术后放化疗后"，较 2014–10–14 片右肺病灶部分吸收，右侧胸腔积液基本吸收。因患者体质、营养状况较差，家属放弃再次化疗，一直口服中药治疗，尽管患者肺癌肿瘤标志物较前有所升高但复查局部病重未见明显增大，同时患者食欲、咳嗽症状、精神状态各方面指标较前都有所改善。

6. 带瘤生存

男性患者，63 岁，是一个"肝癌、右肾癌 4 年"的病人，患者既往有慢乙肝病史 30 余年。2009 年前体检时发现肝癌、右肾癌，于南京某医院行射频治疗，治疗后一度不能进食，形体急剧消瘦，患者拒绝继续射频治疗，医院预言最多能活 3 个月。万般绝望之下，抱着试一试的心态找我服用中药，逐渐从一顿半碗稀饭到一碗稀饭，再到一碗米饭……患者原先凹陷的面颊逐渐丰润起来，甚至每天能跳 15 分钟广场舞，重拾了活下去的信念。

我叮嘱患者每隔 3 个月入院全面检查一次，2013 年适逢中医科病房重新开张，患者于 2013 年 12 月至 2014 年 6 月先后 3 次入住中医科，期间复查血常规轻度贫血，血小板减低；肝功能，凝血功能，CEA、AFP、CA199 等肿瘤标记物均在正常范围，全腹 CT 提示"肝癌、右肾癌治疗后"，肝右后叶及肝门处示团块状异常密度影，较大者约为肝右后叶，其直径一直维持在约为 4.9~5.7cm 之间，右肾示结节状稍低密度影，境界不清，呈不均匀强化；左腹腔、盆腔积液征。治疗给予保肝、补液、抗肿瘤，中药治以疏肝理气、养阴清热，摘取病例中典型方药如下：枳壳 10g，厚朴 10g，槟榔 10g，大腹皮 15g，茯苓 30g，猪苓 15g，泽泻 15g，生苡仁 15g，赤小豆 30g，生麦芽 30g，谷芽 30g，垂盆草 30g，元胡索 15g。患者肿瘤依然存在，无明显进展，但患者带瘤生存期间生活质量与常人无异。

2014 年 6 月 21 日患者急匆匆要求再次住院，仔细询问，原来夏季到来，瓜果李桃丰盛，患者胃口大开，每日进食瓜果无度，数日即感口干、尿频，一查空腹血糖高达 19.66mmol/L。我立即为其安排住院，检查后原发肿瘤并无大碍，考虑患者血糖太高，当务之急应立即降血糖，遂请内分泌科会诊，内分泌科大夫看完病人感叹道"原以为肝癌晚期病人状况极差，没想到能行动自如"，待患者血糖稳定后。我分析认为，患者进食无度，胃中气阴耗伤，中药治以养阴清热，摘取方药如下：黄连 6g，麦冬 15g，石斛 15g，黄精 20g，黄芩 15g，郁金 15g，青皮 10g，枳壳 10g，菝葜 20g，垂盆草 30g，合欢皮 20g，生地

20g，白芍 15g，鸡内金 30g，生山楂 20g，天花粉 15g，全瓜蒌 20g，葛根 25g，诃子 15g。患者出院后至今血糖稳定，并于 2014 年 11 月入院复查，结果一切如前。

7. 少阳相火与肿瘤进展

男性患者，67 岁，是一个已经离世的"肺癌"病人。患者 2013 年 10 月底出现胸闷、憋喘，要强的他并未引起重视，后症状逐渐加重，在家人催促下就诊于徐医附院，行胸部 CT 示左肺下叶背段示团片密度增高影，形态不规则，高度怀疑肺癌，2014 年 1 月在我院行全麻胸腔镜下行左下肺叶切除术 + 淋巴结清扫术。病理示：左下肺腺鳞癌，累及被膜下，支气管切断未见癌。支气管周围淋巴结，第 8 组淋巴结未见癌转移，第 10 组淋巴结为癌结节。建议继续放化疗，家属考虑患者身体虚弱拒绝放化疗，2014 年 2 月患者慕名而来入住中医科。

初见病人，患者行动须持拐杖，呼吸略显急促，说话声音不能连续，夜间咳嗽频繁影响睡眠，动则憋闷，不思饮食，食量下降为原来的 1/3，大便次数增多，每日 5~6 次，成形，量可，小便未见异常，舌红苔少，脉浮滑。入院后查血常规提示轻度贫血，肝肾功能、凝血及 CEA、CYF211、NSE、AFP、CA199，均在正常范围，胸部及上腹部提示"左肺癌术后"改变，纵隔多发增大淋巴结。两肺间质性改变，两肺气肿、多发肺大泡，两侧少量胸腔积液。肝内多发低密度灶。建议：CT 增强扫描。治疗给予护胃、补液、平喘，中药治以益气化痰。方药如下：党参 10g，黄芪 15g，生地榆 20g，黄芩 15g，浙贝 10g，红景天 6g，生麦芽 30g，谷芽 30g，生山楂 20g，炙甘草 10g，白英 10g，海螵蛸 30g，全虫 5g。服药 2 剂后，患者食欲逐渐好转，但咳嗽仍频剧，考虑患者胃气渐复，调整中药，治以清肺化痰。方药如下：银花 20g，麻黄 10g，石膏 30g，杏仁 10g，连翘 15g，板蓝根 30g，黄芩 15g，蒲公英 30g，地龙 10g，僵蚕 10g，炒麦芽 30g，谷芽 30g，浙贝母 10g，海螵蛸 30g，元胡 15g。5 剂过后咳嗽明显减轻，但周身骨骼疼痛，建议行骨 ECT 排除骨转移，患者家属拒绝该项检查。

此后患者骨骼疼痛愈来愈重，家属多次要求开温阳通络作用的中药，我分析认为，此患者脉象浮滑洪大，少阳火旺，而少阳主骨故见周身骨骼疼痛，应清少阳之火为主，此时温阳如同火上浇油，加速病情恶化。

患者出院后不到一个月又来住院，此时患者少气无力，行走需坐轮椅，周身骨骼仍疼痛难忍，几乎不能进食，查体后发现颈部多发肿大包块，最大约鸡蛋大小。因患者反复入院，已与家属建立友好关系，其妻子悄悄告诉管床医生，患者听信电视广告服用大量温阳类中成药。入院后查 CYFRA21-1（肺癌抗原）、NSE（神经元烯醇化酶）、CA125（糖类抗原）指标均升高。查胸部＋全腹 CT："左下肺占位术后"改变，吻合口团块影（切口处肿瘤复发？），纵隔及左侧肺门淋巴结肿大。肝内多发转移瘤可能大，中腹部肠系膜局部呈"旋涡状"改变（肠套叠？），中腹部局部小肠管壁增厚。此时肿瘤已有复发及转移迹象，而患者觉中药苦涩拒绝再喝中药，要求出院。至 2014 年 7 月下旬，管床医师接到其家属电话，告知几天前患者已经病故。

8. 肺癌咯血

女性患者，62 岁，因"咳嗽、咯痰带血 3 月余，加重伴胸痛 2 周"由门诊拟"右肺腺癌化疗后Ⅲ b 期"收入院。

病例特点：

（1）患者当年 9 月因"面神经炎"住市中心医院神经科治疗期间，出现咳嗽、咯痰带血，查胸部 CT，考虑右肺癌转移可能。行支气管镜活检病理提示肺腺癌。遂行 GP 方案化疗一疗程，患者化疗后胃肠道反应剧烈，遂停化疗出院。出院后患者仍反复咳嗽、咯痰带血，近 2 周咯血症状加重，并伴咳时胸部震痛，胸闷不适，为求进一步中西医结合遂入我科。

（2）查体：BP120/80mmHg，神志清楚，精神可，浅表淋巴结未及肿大，左肺叩诊呈清音，右肺叩诊呈浊音，右肺呼吸音低，双肺未闻及干湿性啰音。心率 82 次 / 分，律齐，各瓣膜听诊区未闻及病理性杂音及额外心音。腹部查体无异常，舌质红苔白，脉弦。

（3）辅助检查：胸部 CT 轴向增强（2014-9，市中心医院）：右肺门新生物纵隔多发肿大淋巴结，考虑右肺癌转移可能，右侧胸腔包裹性积液左侧膈膨升，左肾位置高，旋转不良。支气管镜活检病理（2014-9，市中心医院）：肺腺癌。

入院后完善相关辅检，肺部肿瘤五项：CEA（癌胚抗原）：19.15ng/ml；CA125（糖类抗原）：176.90U/ml；CYFRA21-1（肺癌抗原）：4.82ng/ml；NSE（神经元烯醇化酶）：24.88ng/ml；胸部CT：右肺门占位性病变并右肺上叶、中叶肺不张。血常规、CRP、凝血功能等基本正常。患者及家属拒绝化放疗，故入院后予华克盾、止血合剂止血，同时给予头孢地嗪、左克抗感染，痰热清、氨溴索清热化痰。患者仍反复咳嗽、咯血。

我考虑止血合剂长期使用有血栓形成的风险，且患者多次痰培养及血常规等未见明显异常，故停止血合剂、抗生素等药物，以中药汤剂为主治以敛肺止咳，清热止血，扶正抗癌。处方如下：白果10g，五味子10g，诃子10g，杏仁10g，清半夏15g，侧柏炭20g，花蕊石15g，白及20g，黄芩15g，板蓝根20g，蜂房7g，生麦芽30g，鸡内金20g，阿胶15g（烊化）。上药5剂，每日1剂，水煎半小时，日分3次服用，患者服药5天后咯血渐止，唯仍咳嗽频作，再拟处方治以清肺止咳降逆为主，原方加枇杷叶15g，川贝母10g，去阿胶，7剂续服，患者后咳嗽渐减，咯血好转，遂出院。后多次电话随访，患者仍口服中药调治，目前精神、饮食尚佳，参与日常劳作。

我认为肺癌咯血治疗不能仅见血止血，应辨证求本，标本兼治，疗效方可持久。大咯血时，亦必急则治标，中西兼用，不能胶固。肺癌咯血其本必由癌毒，故方中每用抗癌解毒之品（如蜂房等）；前人治上部出血有"气降则火降，火降则气不升，血随气行，无溢出上窍之患"的理论，依此方中每加用降气之品（如黄芩、清半夏等），常获良效。此外，阿胶养血止血，肺癌咯血常用之品，但虑其久病脾胃气虚，恐其滋腻碍胃，故慎于久用。

9. 化疗后骨髓抑制、肝损害

男性患者，53岁，2013年4月发现上腹不适，来我院体检，后胃镜检查，胃镜下见胃角一不规则溃疡，进行活检，活检后病理示（胃角）印戒细胞癌，遂入我院肝胆外科行"胃癌根治术"。术后病理示："胃低分化腺癌，伴部分印戒细胞癌，侵犯胃壁全层，切口及吻合圈未见癌，小弯淋巴结5/7枚见癌转移，癌结节5枚，大弯淋巴结2/3枚见癌转移，另见组织周围淋巴结3/3枚见癌转移，癌结节3枚，肝十二指肠韧带淋巴结3枚均为癌结节"。

我们先来分析一下术后病理报告单：癌细胞分化越低，恶性程度高，所以"低分化腺癌"的恶性程度很高，易于复发和转移；病理又提示"伴部分印戒细胞癌"，"印戒细胞癌"又是什么呢？印戒细胞癌是腺癌的一种，其恶性程度更高，早期手术根治疗效较好，如进入进展期，常侵犯胃壁全层，并有淋巴结甚至远处脏器转移。淋巴结均有转移，表明癌细胞正向胃周扩散。胃癌分期 pT4aN3M0 ⅢC期，已近于晚期。术后患者行化疗5次，化疗期间出现Ⅲ° 骨髓抑制，至第5次，患者已不能承受，体力严重下降，化疗后肝功能受损，转氨酶长期不降，反复的骨髓抑制，造血功能减退。前几个周期化疗后给予粒细胞刺激因子科暂时升高白细胞，但之后白细胞迅速下降，需反复应用粒细胞刺激因子。患者拒绝行第6次化疗，要求至中医科诊治（患者术后常于晨起后出现脐周隐痛，大便后可缓解，考虑术后肠粘连）。

入院时患者时有腹部隐痛不适，伴腹泻，每日2~3次；考虑急性胃肠炎；胃纳尚可，夜眠好，二便正常。谷丙转氨酶：170U/L；谷草转氨酶：90U/L；谷氨酰转酞酶：99U/L；总胆红素：29.4μmol/L；直接胆红素：7.5μmol/L；血常规：白细胞计数：2.7×10^9/L；中性粒细胞百分比：50.6%。肿瘤标志物（2013-09-28，本院）：CA50：41.40IU/mL 较前（正常）升高，CEA＋CA125＋CA724＋CA242＋AFP均正常。大便隐血阳性。上腹部CT："胃癌术后"改变，肝胆胰脾未见明显转移灶表现，腹膜后未见明显肿大淋巴结。考虑到患者住进我科主要是希望我们能给他解决两个问题，一个是骨髓抑制导致的白细胞降低，另一个是药物引起的肝损害。所以我想从这两个方面入手，让患者树立对中医的信任。处方如下：黄芩15g，青蒿15g，茵陈30g，白茅根30g，淡竹叶15g，生山楂30g，生地榆30g，水牛角20g，炒麦芽30g，茯苓20g，西洋参12g，5付。

2013 年 11 月 9 日腹部隐痛不适感缓解，调整处方。处方如下：黄芩 15g，青蒿 15g，茵陈 30g，白茅根 30g，淡竹叶 15g，生山楂 30g，生地榆 30g，水牛角 20g，茯苓 20g，西洋参 12g，炒白术 30g，炒苡仁 30g，5 付。

该患者以中药治疗二十余天后白细胞接近正常，肝功能好转，但进一步保肝治疗转氨酶不再下降，考虑药物引起肝损害难以速愈，给予出院，嘱继续服中药治疗。后该患者多次到我科复查，各项指标均在正常范围，亦未见癌症复发转移。

10. 原发性肝癌

女性患者，75 岁，因"腹胀、纳差、乏力伴双下肢水肿十余天"于 2014 年 4 月 26 日入住我院消化科。患者既往有"肺结核"史数十年，体检发现病灶钙化；发现"HBSAG（+）"十余年，患者入院十余天前出现腹胀不适，进食后可加重，伴食欲下降，主食量减少约 1/3，恶心、厌油、乏力、双下肢水肿，未予重视，十余天来症状逐渐加重，遂来我院。门诊彩超检查示"腹腔积液声像"，遂由门诊拟"腹水待查"收住院。入院后完善相关检查，上腹部 CT 加增强提示：肝硬化、肝右叶多发占位性病变（肝癌可能大）。门静脉及分支、下腔静脉癌栓形成，肝内多发囊肿征，右肺下叶小结节。腹水中查见癌细胞，诊断原发性肝癌，门静脉下腔静脉癌栓，该患者家属均为我医学院老师，确诊后联系肿瘤科、介入科、肝胆外科等多学科联合会诊，综合评估后认为从西医方面已无好的治疗方法，遂抱一丝希望转入我科行中医药治疗。2014 年 5 月 6 日贾先红主任医师会诊转入后复查相关指标结合患者检查，患者原发性肝癌门静脉及分支、下腔静脉癌栓、肝硬化失代偿、大量腹水诊断明确，患者营养状况较差，时有恶心欲吐，腹胀明显，小便黄，大便可。初诊中药具体药物如下：黄连 3g，木香 10g，郁金 10g，鳖甲 20g，炒白术 30g，蒲公英 30g，海螵蛸 30g，清半夏 15g，海藻 20g，元胡 15g，黄芩 15g，紫河车 10g，生麦芽 30g，谷芽 30g，猪苓 15g。7 剂，水煎剂，每日一剂，口服。另外予干蟾皮 300g，乳香 50g，没药 50g，阿魏 300g，细辛 30g，麻黄 100g，制附子 100g，龟板胶 300g，煎膏。在肝区、脐周外敷，每日一次，时间以患者能够耐受为度，因有的患者会感觉皮肤瘙痒。

口服一周中药后患者仅食量较前稍缓解，余症状改善不明显，患者哥哥为我医学院退休老职工，对中医效果质疑较大，联系我院肿瘤科后予卡培他滨口服治疗，口服仅一周患者恶心呕吐症状明显，不能进食，复查白细胞下降，同时出现严重腹泻，精神状态极差，自此患者家属放弃西医主导的治疗方案，继续口服中药治疗。2014 年 5 月 21 日贾先红主任医师再诊予粉葛 30g，防风10g，诃子 10g，莲子 30g，山药 30g，黄连 7g，马齿苋 30g，柴胡 10g，黄芩15g，元胡 20g，清半夏 10g，肿节风 10g，7 剂，水煎服，每日一剂，服药期间辅以调整电解质、营养支持治疗。一周后患者腹泻改善，能适量进食，患者腹胀好转，能下床适量活动，复查血常规较前有所好转，2014 年 5 月 28 日再诊予黄连 6g，蒲公英 20g，黄芩 10g，生麦芽 30g，生山楂 20g，谷芽 30g，元胡 12g，郁金 10g，枳壳 10g，鳖甲 20g，板蓝根 20g，金钱草 20g，山药 30g，桑白皮 20g，7 剂，水煎服，每日一剂。由于挂不上贾先红主任的号，所以出院后患者一直口服该方治疗，后复查腹水消失，局部肝癌病灶未见明显变化，肺部小结节亦基本稳定，至收稿前患者一般情况极好，2015 年元旦子女带其去海南游玩，心情甚好。

11. 肿瘤术后肠梗阻

男性患者，71 岁，患者 2012 年 7 月因"反复阵发性上腹痛腹胀伴返酸 2年余"入我院普外科，胃镜示幽门梗阻，病理示：慢性中度萎缩性胃炎伴肠上皮化生。上腹增强 CT 示：胃窦部及十二指肠近端肿瘤性病变并胃周小淋巴结影。2012 年 7 月 11 日行"胃癌姑息性切除 + 毕二式吻合术"，术后病理示：（全胃）低分化腺癌，部分为印戒细胞癌，侵及全层累及脉管、神经。两切端及吻合圈未见癌累及。小弯淋巴结 3/5 枚、大弯淋巴结 3/7 枚见癌转移，"腹腔干"淋巴结 1 枚未见癌转移（0/1）。术后恢复可，腹痛腹胀缓解，术后于 2012 年 9月 1 日起予 OLF 方案（LOHP50mgd1-3，CF0.2d1-3，方克 1.0d1-3）化疗 3 周期，并行生物治疗 3 疗程，治疗期间曾出现 II 度胃肠道反应。化疗间歇期患者时有痉挛性腹痛，阵发性加剧，持续约数十分钟后可自行缓解，伴恶心呕吐，呕吐物为胃内容物及黄色黏液样物质，无呕血、粪臭味，口服四磨汤后上述症状可减轻，食纳减少。复查 CEA 较前增高，2012 年 12 月 21 日起予"培美曲塞 +LOHP"方案（LOHP50mgd1-3，培美曲塞 0.8d3）化疗 1 周期，化疗后曾出现Ⅲ度胃肠反应及Ⅲ度骨髓抑制。化疗后腹痛缓解，化疗间歇期患者仍偶有痉挛性腹痛，呈阵发性加剧，可耐受，持续数十分钟后自行缓解，日常生活基本不受影响。2013 年 2 月 2 日再至我院行培美曲塞（1.0gd1）单药化疗 1 周期，并行生物治疗 1 疗程。2013 年 3 月 16 日行培美曲塞单药化疗（1.0d1）。并行生物化疗 1 疗程。治疗期间曾出现Ⅳ° 骨髓抑制。入我科前一月余出现腹痛，时右腹部鼓起团块，服用山莨菪碱、阿托品可缓解，右腹部压痛（＋），腹痛发作时可触及质韧包块，随肠蠕动可呈游走性，腹痛间歇期腹部包块消失，无反跳痛，肝脾肋下未触及，移动性浊音（－），肠鸣音减弱。患者腹部胀痛发作频繁，难以忍受，右锁骨疼痛，纳少，大便未解，无排气，查腹部胀大如鼓。右肩部 X 线示右肩关节退行性变，骨质疏松。腹部平片示上腹肠管多发气液平。贾先红主任查房后指示：患者今日呕吐，纳少，大便未解，无排气，不排除肠梗阻，腹部平片提示肠梗阻，可予以中药灌肠（处方见下），外敷中药，胃肠减压。患者拒绝行胃肠减压，请胃肠外科急会诊，会诊建议：考虑肠梗阻原因待查，复查胃镜排除复发，腹痛发作时可用 654-2 解痉。

处理：查胃镜，禁食，补充液体达 2000ml。附子 10g，炙甘草 10g，元胡索 15g，细辛 6g。3 付，灌肠 1 次 / 日。

乳香 20g，没药 20g，血竭 20g，干蟾皮 20g，木鳖子 20g，降香 10g，元胡 20g，打粉醋调，外用贴脐，1 次 / 日。

经中药灌肠、外敷后，约 10 小时后患者疼痛缓解，有排气，排出大便，仍有呕吐。进食流质，查体腹软，无压痛、反跳痛。胃镜示吻合口炎（癌？）残胃炎。继续口服中药加灌肠，通肠腑，健脾胃。方药如下：红参 7g，瓦楞子 30g，海螵蛸 30g，黄芩 15g，莪术 10g，枸杞子 15g，炒麦芽 30g，莱菔子 10g，海藻 30g，生牡蛎 30g，蒲公英 30g。后患者腹胀、腹痛缓解，进食正常，大便每日一次，给予出院。

本例特点：患者胃癌术后合并肠梗阻，我们没有按照西医常规处理（完全禁食、禁水）。选择禁食不禁水，同时配合中药口服、灌肠、外敷。选药方面，传统治疗常选用大量理气药如厚朴、莱菔子、大腹皮、枳壳、枳实之类，考虑到患者胃癌术后、化疗后，脾胃虚弱，过多理气药耗气，我们选择辛香走窜、性热药物如细辛、附子等灌肠、外敷，取得热则行之意，从而实现气行腑通之效；内服药并不因其梗阻而理气通腑，徒伤正气，而是以扶助正气、软坚散结为法，因为此时腹中结气聚而成团，形似有物，故以物待之，以软坚散结之法除之，效斐然焉。

12. 淋巴瘤、化疗后肝损害

女性患者，22 岁，患者 5 年前因"发热，咳嗽，咳痰伴颈部肿块"至市中心医院查 CT 示上纵隔占位，淋巴瘤可能，后至上海长征医院考虑为"淋巴瘤可能"，但尚需病理证实，后至我院，患者憋喘明显，拟予行纵隔淋巴结活检术，但风险较大，患者家属拒绝，积极要求化疗，并自愿承担后果。遂拟先后予 CHOP，GDP×2 次，CTOP 化疗，纵隔淋巴结较前缩小，骨髓象未见异常，2009 年 B 超示脾大，遂予 CNOPE 化疗 2 次、GDP 方案、CHOP，于 2010 年 3 月 6 日行 MAG 方案自体干细胞动员，于 2011 年 3 月 22 日、23 日两次行干细胞采集，分别采集 MNC2.4×10^8/kg 及 2.3×10^8/kg，CD34 阳性细胞数 0.312×10^6/kg 及 0.897×10^6/kg，期间纵隔淋巴结一直未完全消失。2012 年 5 月至我院结合胸外科会诊意见，行纵隔镜淋巴结活检术，病理回报示淋巴系增殖性疾病，未再进行化疗，后颈部淋巴结肿大，予以抗感染治疗后未缩小，行穿刺细胞学示增生性淋巴结炎，在我院行淋巴结活检，送至北京友谊医院，诊断为弥漫大 B 细胞淋巴瘤，遂于 2013 年 2 月 6 日给予 CHOP 方案化疗（具体为：CTX：1.0 d1，长春瑞滨：30mg d1，表柔比星：50mg d1，DXM：10mg d1–d5），7 月 14 日予 BACOP 方案化疗（具体为：CTX 1.0 d1、8；吡柔比星 40mg d1、8；长春新碱 2mg d1、8；平阳霉素 8mg d1、8；泼尼松 80mg d1–29）。2014 年 2 月"颈部可及肿大淋巴结，最大约 3.0cm×1.9cm，质韧，无触痛，界限欠佳"，因双颌下淋巴结肿大，其他部位未见淋巴结肿大，遂行 3–9 至 4–9 局部调强放疗，GTV：2.3Gy/f，PTV：2.0Gy/f，放疗 25f。放疗后颈部皮肤色素沉着明显。化疗后肝功能持续异常至今（转氨酶长期 400 以上），保肝治疗效果不明显，后服用中药后转氨酶下降，遂一直门诊持续服用中药治疗。2014 年 12 月再次入院复查。生化检查：谷丙转氨酶：5U/L；谷草转氨酶：190U/L；总胆红素：6.9μmol/L；直接胆红素：2.1μmol/L。瘤标在正常范围。全身亦未查见肿大淋巴结。遂以下方为主：板蓝根 30g，黄芩 15g，连翘 15g，紫草 10g，垂盆草 40g，田基黄 30g，生麦芽 30g，鸡内金 20g，炙甘草 10g，黄精 20g，重楼 6g，浙贝 10g。

我总结这个病例认为：

（1）本患者长期以"火大"表现为主，"自觉口鼻发热，口腔异味，大便干"，虽然长期使用清热解毒药物入银花、连翘、垂盆草等，剂量偏大，患者仍有长期便秘，故患者自称"火妹"。

（2）患者淋巴瘤，年龄轻，少阳火旺，故适合清热解毒。

（3）患者长期肝功能异常，使用西药保肝药物无效，有时西医给予保肝降酶等治疗反而出现肝功能恶化现象，服用中药，现转氨酶维持在 200 U/L 以下，化疗后长期高达 400U/L 以上。

（4）该患者长期服用中药后不仅淋巴瘤控制理想，连去年放疗后遗留的颈部严重色素沉着已完全消失，现颈部皮肤光洁如初，看不出一点放疗过的痕迹，血液科也因此认可了中药，主动让病人长期服用中药。

整理完这些病例之后我就要结束本书的写作了。我常思之，现在我们所能遇到的愿意单纯以中医药治疗的患者太少了，而且都是西医放弃治疗的终末期患者，往往疗效并不满意，以这样的现状去评价中医药治疗肿瘤的疗效实在是有失公允。我总是觉得中医可以治肿瘤，而且在公平的评价体系内并不比西医差，只是缺乏他们的霸气和任性，所以让人看不起。我的耳畔常常想起儿时看电视连续剧《霍元甲》时听到的那句歌词：因为畏缩与忍让，人家娇气日盛。但愿我们能够挺起中医的脊梁！

重习中医体会

我于 2012 年毕业于广州中医药大学，获得中医内科学博士学位，读书期间我认真学习了西医神经内科基础知识，也在临床上摸爬滚打了两年，逐渐认识到西医"长于诊断、短于治疗"，于是毕业找工作时又回到中医队伍中来，归根结底还是中医符合我的心性。

我与贾先红主任医师既是同学，又是同事，读硕士时他是我的师兄，毕业后我为了寻找中医的魂又追随了他，我更愿意以他为师。

2012 年 8 月我开始跟贾师出诊，出诊第一天贾师就告诉我想要学好中医，你必须先忘掉大学期间学到的中医知识，因而我的重习中医之路是从"忘记"开始的。初始几月，旧知识与新见解冲撞的"火花"还真不少。贾师门诊量极大，内、外、妇、儿各科病种均能见到，临床上经常见到的"肝气郁结证"，各类教材均认为该证应用柴胡疏肝散，其中柴胡为主药，而我跟诊期间发现贾师对于此证极少使用柴胡。一次饭后问及该问题，贾师说你必须割断柴胡疏肝散与"肝气郁结证"的关联，万万不可"执方治病"，闻某方可以治某证，不论其因之异同，症之出入，冒昧施治，若如此，害莫大焉。就"肝气郁结证"而言，有单纯肝气郁滞者，有夹火者，有夹痰湿者，单纯肝郁者疏肝理气可也，夹火者可配清热泻火之品，夹痰者配合化痰除湿之类，一个柴胡疏肝散岂能涵盖全面呢？且柴胡有升提作用，容易升阳动火，对夹火者尤为不宜，使用后会出现心烦、失眠等不适。再如妇科月经不调患者常见的每至冬季四肢冰凉，或经期小腹冷痛，以往我往往辨为"脾肾阳虚"、"宫寒"等，其实这是真正的"气滞血瘀证"，因为气血循环障碍导致血液无法濡养四肢及下焦故现上述症状，这类患者虽诉四肢冰凉但不需加衣服，用药以活血化瘀为主，如使用温补脾肾之类往往加重病情。大概用了 3 个月时间我基本上抛弃了以前学到的书本知识，我深刻感觉到书本知识与临床实际相差是多么遥远。诚如许多医家所言，学医重在识证，但是如果识证这个环节就出错，那恐怕真是输在起跑线上了。

贾师思维发散，如天马行空，他常说学中医要有想象力，这当然不是让你随意瞎想，在临证过程中结合病情联想到世间万事万物之事理、物理对于处方用药有极大帮助。某日诊余贾师在诊室里给跟诊医师讲治疗肝阳上亢证的心得，一位医生突然问道："老师，肝阳上亢证是怎么发生的？"贾师沉思片刻，抬起头望见办公桌上被暖气吹得轻轻摇动的青竹叶，灵机一动，说道：请大家观察这些竹叶，它们被花盆下面的暖气片释放的暖气吹得微微颤动，你把暖气想象成人体中的火热，把竹叶想象成脑部极为娇嫩的经络（耳膜、各种脑神经等），火性炎上，熏蒸清灵之所，必然导致耳鸣、头晕、眼皮颤动、视物模糊等症，这就是一幅肝阳上亢、肝风内动的景象。此证发生的主要原因是肝肾阴虚于下，阴不制阳，水不涵木，主要好发于阴虚体质者。日本著名的汉方临床家大冢敬节先生也说过，学习中医的过程中，很多时候通过体会自然界中的日月、山河的变化以及生活中的物理、事理来感悟中医治病之理，比死记书本上的知识重要得多。这与贾师之认识完全相同。贾师临证中，经常听到他描述各种景象，"看到这位患者就像看到一片贫瘠的土地上有一棵随风摇摆的小树"，这就用到补益肝肾、健脾和胃的治法；"看到此人就像看到一片将要干涸的河床上的淤泥，夏季太阳一晒热气蒸腾"，表明该患者瘀热互结，要用清热、活血、凉血之法。这就是贾师经过长期临床实践提出的"辨象论治"，即根据患者之象，采用与其相反的"药象"来与其拮抗，从而达到平衡。所谓"药象"

是贾师根据自己通过对中药生长环境、药性特点的理解所提出的药物形象（与人对比后所产生的形象）。例如防风，其性轻扬升散，犹如迎面走来一个蹦蹦跳跳、满脸笑容、活泼可爱的小姑娘，贾师曾根据防风的这种药象将其应用于治疗抑郁症获得佳效。

贾师精于诊脉，他认为诊脉是中医诊断中最为重要的手段。贾师善诊脉，他根据《素向·上古天真论》中指出"女子七岁，肾气盛，齿更发长……七七，任脉虚，太冲脉衰少，天癸竭，地道不通，故形坏而无子也。丈夫八岁，肾气实，发长齿更……八八，则齿发去。"悟出肾气主人体的生长、发育、生殖以及衰老、死亡，而脉象为人体气血盛衰之反映，因此不同性别、不同年龄段有其不同的"正常脉象"。贾师将人之生、长、壮、老、已类比与自然界之草木变化，刚发芽（色鹅黄，水分充足，长势旺盛，相当于10岁以下儿童，脉象软、数）；逐渐长高（色嫩绿，水分增加，生机勃勃，相当于10~20岁少年，脉象稍硬）；盛壮至极（色深绿，水分最多，长势已至顶点，相当于20~40岁青壮年，脉象软硬适中，气血最为充足）；开始枯变（色苍黄，水分减少，停止生长开始衰老，相当于40~50岁中年人，脉象更硬）；树叶凋零，逐渐干枯（色深褐，水分损失殆尽，相当于60岁之后的老年，脉象最硬）。这就是贾师创制的"五色八脉法"。临床上贾师常常单凭诊脉即可说出患者主要症状，甚至可以预测疾病的发生，提前加以干预，避免病势恶化。

贾师孜孜不倦，潜心研究中医二十余年，最强调要悟通中医之理。他常说为医者务必摒去杂念，醉心医道，夜以继日，持续求之，方得真悟，习医之道，别无二法。要把人体看得晶莹剔透，才能做到一邪相加，无处藏身。2014年3月3日下午，贾师接诊一位夜间右侧颈部肌肉跳动不已的老年男性。患者1月前出现夜间1~2点右侧颈部肌肉跳动，继而浑身汗出，伴有腹胀，紧接着就排气或排便，约30分钟左右症状可自行缓解。临床上这种怪病很多，贾师问跟诊医师的意见，大家众说纷纭，有言"怪病多由痰作祟"主化痰者，有言为"神经官能症"者……贾师批评我们说中医诊病不能采用经验主义，必须明确病机。此病每次发作均在夜间1~2点，应想到夜间1~3点属于肝经主时，此时少阳火旺，肝阳开始上升，考虑此病可能与内热过大有关，同时联系到其症状开始出现的时间正是立春前后，立春后阳气开始上升，老先生平时注重摄生，内热较大，故而立春之后开始发病，而颈部肌肉跳动、浑身汗出、腹胀、排气或排便正是内热外泄的一种方式，因老年人腠理疏松，故内热自寻出路，即通过出汗、排气、排便向外泄出，故每每发作后症状即可改善。患者脉象软滑，八旬老人脉象与小孩子脉象一致，显然属于少阳火旺，加之老年患者多瘀滞，治以清热、泻火、活血可也，投予黄芩、知母、僵蚕、姜黄、白芍、元胡、泽泻、丹参、连翘、板蓝根、鸡内金，10 剂药后诸症平复。从该病例可以看出，患者的主诉其实能透露很多"诊病"的信息，发病时间——立春前后、夜间 1~2 点，发病经过——汗出、排气、排便后病情缓解，脉象软滑，其实无论抓住哪一点，都不会轻易做出类似"怪病多由痰作祟"、"神经官能症"这样的结论。因此，学好中医，必先明理。

2012 年 7 月之前我已学习中医十余年，只是学到了书本上的"死知识"，只会按照书本上的成方进行加减调配，用药常如夜行，眼前漆黑一片，跟跟跄跄；2012 年 7 月之后跟师重新习医两年，处方已无成方，但是却用得更加得心应手，犹如眼前亮起一盏明灯，时刻照亮前行的路，步履轻松而坚定。习医十二年，近两年才入中医之门，究其原因，生性愚钝，其一也；学不得法，常走弯路，其二也。以上用部分病例讲述了我重习中医之感悟，两年来体悟甚多，但上述内容是我体会最为深刻的。然学无定法，若习医者能从全文领会其精神实质并各取所需，那么本文的目的也就达到了。

贾师在中医科乔迁新病房之际写过一段寄语：

自从医以来，经生死无数，吾辈伤生灵之横夭，念世间之疾苦，动恻隐之心，誓愿救厄难于百姓，施善心于黎民。从医者必潜心医道，摒弃杂念，一盏寒灯，半卷古书，悟天地阴阳乾坤；三指浮沉，六脉虚实，查此身正邪消息。感草木之春秋，共日月同晦明，然后方能精于此道，援草木之精以祛病魔、斩疾痛，救民于水火之中。

谨与诸同道共勉！

任玉乐

2015 年 1 月 11 日于徐医附院中医科

跟贾师随录

　　跟贾老师相识缘于 2002 年，那时我刚刚从学校毕业，在徐医附院的中医科认识了贾老师，那时听老师讲的最搞笑的一句话就是"别拿中医不当大夫"，反映了当时中医是不受人尊重的现状。老师说要改变现状只有提高中医的疗效，做一个能用中医看病的中医大夫。2003 年贾老师考研再次学习深造，苦读中医，随后他实现了自己的理想，真正做到了一位让人尊重的中医，到了 2009 年贾老师在当地已经是家喻户晓的名医了，我正式跟随贾老师学习中医也由此时开始。5 年来无论刮风下雨，老师每次出诊都有我伴随抄方，由于老师诊务繁忙，每次开完方我想问一下，还没张口，后面的病人就进来了，所以难能有机会给我讲一些中医理论，我只有把我的问题偷偷记录下来，等老师稍微有空闲的时候问上一两句，怕老师太累，每次问的问题也不敢太多，虽然只是几句话，但对我来讲都受益匪浅，现在我把这几年老师回答问题的一些话语记录下来了，也算管中窥豹，可见一斑，能够反映老师的一部分学术思想吧。

　　这些年我身边的患者经常问我，你跟贾老师学习这么久了，他教给你几个秘方没有，我说没有，那你学习的时候把他的方子都用本子记录了没有，我的回答还是没有，那你都学了什么呢？我说我学会了看病的方法，"临渊羡鱼，不如退而结网"的道理大家都知道吧，我学到了老师织网的方法，还担心捉不到鱼吗？记得几年前有一个找我诊治的许姓病人，得了一个夜间解小便疼痛的毛病，每天深夜一两点钟的时候就要解小便，但是疼得厉害，因为疼痛想解又不敢解，所以解个小便要半个小时。西医认为是尿路感染，不同的抗生素用了15天，刚开始还有点疗效，后来还是疼痛，我说那用中医的方法试试吧，这个患者是个老年患者，81岁，脉相洪大有力，舌上光滑无苔，一看就知道是个阴虚火旺的病人，我给病人开了一个处方，一个标准的八正散，就开三副看看疗效，处方中加大了利尿药的用量，其中车前子用到30g，不是小便解不下来吗，这下可以了吧，让我没想到的是三天过后患者回来说一点没缓解，感觉还加重了，这下我自己都不明白问题出在哪里了，带着问题在下班的时候赶到老师那里讨教一下。贾老师说："方子开的是对的，辨证是对的，错就错在大量的利尿药上了"，我说他不是小便解不下来吗？老师说："这是因为阴虚造成的，你用那么多利尿剂，利尿更伤阴啊"，就这一句话我一下明白了，回去后，按照老师说的，把利尿药去掉，加上大量清热养阴的药，这个患者5剂后就好了，之后又用了7天，症状就彻底消失了。

还记得刚开始的时候，我跟着贾老师抄方子，抄了一下午我心里就开始犯嘀咕了，怎么老师用药这么怪，自己背的方歌少说也有二三百首了吧，怎么抄了一下午一个都没看到，难道老师背的比我要多得多吗？带着这个问题我就问了一下，老师笑了说："我的方子都是临证时候自己组的，根据不同的病人用不同的药，已经没有教科书上的方歌了"。他接着又说："你看武术高手都练过套路，但真正实战的时候就没有套路了；打算盘的每个人都背过口诀，但你看算盘高手有几个是一边背着口诀一边算账的吗？"原来是这样啊，怪不得抄了一下午都没有一个能够对上，那我就问了，我怎么能够做到像您这样呢？老师说："只有多读书，读的多了自然就成你自己的了"，老师让我读的第一本书就是著名中医任应秋先生编著的《五运六气》，他让我用三年时间去读熟它，感悟它。我问贾老师这本书学好了能不能看病呢？回答是不能看病，那既然不能看病读它干嘛？老师说："《素问·六节藏象论》里讲'不知年之所加，气之盛衰，虚实之所起，不可以为工'如果你不知道年之所加，就是每一年运气的加临，每一年的气是什么，如果你不懂得运气的盛衰，就是六气的变化，哪个属于湿，哪个属于寒，你就不知道它是怎么发生。'不可以为工'就是不可以去当医生，历代名医都是懂运气学的，如果想当中医高手，那学会运气学只有好处，没有坏处，了解运气学就是要了解每一年的大概发病概况，然后拿出一个粗略的方案，对于临证处方太重要了"。拿回来这本书，看看只有短短一百多页，但运气学文字古奥，一直到现在这本小书还放在我的床头，每天都会翻看。

这几年老师给我讲得最多的一句话就是"多读书，只要是中医的书都可以拿来读"，另外要读一些古文书，像《古文观止》之类的，不但可以提高文学修养，而且可以提高阅读古文的能力，答疑解惑。

跟师学习了几年，看过的病人也有几万人了，现在就举几个典型的病例来说一下老师看病用药的思路，这些病例都是看完病之后闲暇之余由我提问，老师解答，虽然只是简短几句话，但足以证明临证时思辨正确的重要性。

记得两年前的一个男性患者，50多岁，得的是下肢静脉血栓，下肢肿痛厉害，西医用导丝去打通的方法也没有成功。老师给开了大量的活血化瘀药，在处方的最后用了一味麻黄6g，这下我不明白了，为什么用了一味发汗的药呢？等到门诊结束带着我的问题请教了一下老师，老师说："我们的解表发汗药为什么能够发汗，按照西医理论不就是毛细血管扩张吗？血管不扩张怎么发汗呢？这个病人我们知道是因为瘀血导致的血栓，治疗上除了活血化瘀以外，加一点扩张血管的药，不就解决问题了吗？扩张血管的中药有哪个能比麻黄更强大的呢？"这下我明白了，原来解表药可以这样用，这就是贾老师中药西用的理论，就是老师中西医结合的方法，这个例子也能反映老师衷中参西的思想。

中医古书上有很多"发汗、催吐、泄下"来治疗疾病的方法时常让我不解，多年前也请教过一位老中医，给我的解答是古人没东西吃，就吃观音土，吃树皮，最后没办法了，只有用药把它吐出来或者泄出来，这个解释未免牵强，都没东西吃了，还能有钱抓药喝吗？贾老师给我的解释是这是因为古人没有解毒的方法，我们现代人吃了有毒、有害的食物或药物，可以洗胃，输液，保肝护胃。古人只有用中药使它尽快通过发汗，催吐和泄下的方法把毒物排出去，防止人体吸收，这个解释合理了吧？这才是中医原有的思想。

很多失眠和熬夜的患者来看中医，每次看老师开方治疗失眠，他的方子中总有活血化瘀的药物，或者丹参，或者苏木，或者川芎，一直不明白是怎么回事。

老师说："《素问·宣明五气篇》中指出'五脏所藏，心藏神，肺藏魄；肝藏魂，脾藏意，肾藏志'，其中'魂'属于精神活动，肝气疏泄条达而情志正常，叫作藏魂；'肝藏魂'，肝的生理功能是主疏泄，肝血瘀阻，则疏泄功能失调，就没法藏魄，魂魄不定怎么入睡？只有让肝血调和，自热可以入睡了，我们的伤寒论经典名方'酸枣仁汤'为什么加一味活血的川芎就是这个道理"。

熬夜是现代生活中最多的一种亚健康状态，患者常常感到精力不足、疲劳乏力、口干溃疡、大便干燥，大多中医都按照虚来治疗。老师说："关键是这个'熬'，'熬'字古代是这么解释的，凡以火而干五谷之类谓之'熬'，就是说用火把粮食做熟，把水熬干，像熬粥一样，那么熬夜同样也是这个道理，长时间熬夜就会暗耗人体的阴液，因为水熬干了。这时候人就会出现火旺的症状，这个火表现在头面上焦，就是头晕耳鸣，记忆力减退。或者口腔溃疡牙龈肿痛；在中焦就是脾胃的消化功能差，消化道溃疡；表现在下焦就是大便干燥，痔疮之类。治疗上只要清火，滋阴就可以了。如果认为是虚，增加补虚药，如人参、黄芪之类，就会加重患者的上火症状，因为现代人上火的很多，真正虚的患者真是千里挑一，现在生活水平提高了，每个家庭饮食都很丰富，不存在虚了，在古代能够每天吃上饱饭都是很幸福的事了，另外古人还要干很多很重的农活，所以那时候人的身体很虚弱，现代人每天都饮食过量，体力劳动又减少了，老是感觉乏力，那不是因为虚，而是因为懒。"

2010年接诊了一位来看胃病的女性患者，主诉是每天晨起后胃脘不适疼痛，饭后则好转，按照西医理论，这是个胃溃疡的病者。老师说："我们是中医，这时候我们要用中医理论去思考它，你用中医理论来说说她为什么早晨胃疼痛不舒服，为什么一吃饭就好了？"我一时语塞，老师说："这个病人中医辨证就是肝气犯胃"，我说您还没摸脉怎么知道的呢？他说："脉象只是最后一个诊断方法，患者之前已经告诉我了，不管她的脉象如何，肝气犯胃的辨证结果不会错"。老师接着说："五行中木克土，为什么早晨起床后疼痛，就是因为土虚，早晨为少阳之火上升，少阳寄居肝胆，土虚则木克。患者食后痛减，是因为饮食物进入胃，土气旺了，这个土旺只是暂时的，等到食物消化完了就会接着疼，这时候主要矛盾就是疏肝解郁，清肝泻火，只要清肝火，扶脾土，症状就会改善了"。老师开了两个小方子为主方，一个是乌贝散，一个香连丸，老师说香连丸中的黄连这味药在这里主要是疏肝解郁的，这又让我不明白了，黄连还能疏肝解郁吗？教科书上没有啊，没办法了，病人太多了，只有另找时间问了，休息时我再次把这个问题提出来了，老师说："古代有个方子叫抑青丸，就是讲的黄连，黄连是清心火的，五行中金克木，火克金，你把火清了，使金无所畏，金不就能制约木了吗？"这就是"实则泻其子，治之以其所不胜"的方法，所以老师平时教的都是方法，不是秘方，学会了方法，就不会临证时没有思路了。

2011 年 8 月 7 日接诊了这样一位患者，女 23 岁，月经量少，血块多，腹痛，经期乳房胀痛，饮食正常，大小便正常，舌质红有少量瘀斑，舌苔略黄厚，脉弦涩，老师除了活血化瘀行气药以外，方子最后加了一味茯苓 15g，我心里想老师是担心用了这么多活血行气药患者会拉肚子吧，用了一味茯苓。"利小便实大便"就不会拉肚子了，当我把自己的猜想沾沾自喜地告诉老师的时候，老师说："不是的，茯苓在这里就是利水药，小剂量的利水药有助于活血，其目的是使水液动起来，并非利尿，在人体内，小便即是水液，水与血是交融在一起的，水动则血行，对前面的活血药有相辅助的作用"，原来是这样啊，这就是理论的灵活运用。老师接着说："一切病症皆有轻重之分，病情较重时用药宜轻，病情较轻时用药可以重一些，你看我们治疗胃溃疡、胃糜烂的患者，当他最近几天发作的时候就不能用药太猛，否则大量药物更会刺激胃，加重病情，这时候要先小剂量安抚好。等症状平稳了加大用量，就像打仗一样，当敌人很凶狠的时候就要避其锋芒，等他喘息之际一举歼灭他，这才是治病之道"。所以经常有人说跟师学习最关键的一点就是师傅一定不能糊涂，老师糊涂了学生是不可能学好的。老师就是迷途中的灯塔，跟着亮灯的方向走下去就不会在庞大的中医理论里迷失方向了。另外，一个好的中医师只有强大的中医理论是远远不够的，他只能算是中医教育家，不能算是一个好的中医大夫，打仗需要武器，中医需要中药，中医师不能很好理解和使用中药是不行的，那么我们就来看看老师是怎么看待中药的吧。

一般的中药大多是在每年的二月和八月采收，即"春宁宜早，秋宁宜晚，花、实、茎、叶，各随其成熟"，所以每年春秋季节的诊疗闲暇之余，师傅都会带上我散步郊外田野，因为这个时节的药物品种最多，见有药性植物随即可以得到指点，遇有疑义随即提出，必能得到满意的答案，另外还有一种好处就是能够感受自然界的气息。我们师徒二人曾经在春天的河堤边午睡，温暖的阳光就这样照射在我们身上，花草带着泥土的清香徐徐吹来，切实感受了季节的变换和大自然的美好，真正和自然融为一体，看着身边的花花草草随着微风舞动，心情真是大好。这时老师看着一朵不知名的小花说："人得天地纯全之气而生，植物仅得天地一偏之气而生，只有了解掌握植物的这一偏之气，才能更好地应用植物来调整人体的气之盛衰，才能真正领悟古人用药的特点"，这就是老师常说的要感草木之春秋。

感受草木的自然变化对于临症应诊又有什么益处呢？众所周知，中药大部分都是植物药，只有少量的矿物药和动物药，古代的中医用药没有实验室，没有化学的方法来分析药物的有效成分，那他们是怎么知道这些植物具有什么药性呢？怎么知道药物能够在人体发挥作用呢？原来他们都是靠长年累月观察植物的生长环境和特性来确定植物的药效，所以师傅常说，要想定植物的药性，必须要知道它是从哪里来的，即它生长在什么地方，是背阴的，还是朝阳的，是长在水边的，还是长在水里的，是冬天开花的，还是夏天结果的，是潮湿环境下成长的，还是干燥环境下形成的。其次再定其形色气味，它是酸苦的，还是甘甜的，色泽是红的，还是青的，气味是辛香的，还是走窜的。最后再看药物感受自然之气的时间，这个时间就是黄帝内经上的五运六气了。《素问·至真要大论》帝曰：司岁备物何也？岐伯曰：天地之专精也。帝曰：司气者何如？岐伯曰：主岁同然，有余不足也。帝曰：非司岁物，何谓也？岐伯曰：散也，故质同而异等也。就是说如果能够按照五运六气的方法去采药，那么药效就会专一，如滋阴药可以采在太阴司天，酸味药采在厥阴在泉等。反此则药效不够专一，质同而异等！

学中医的对半夏这味药再熟悉不过了，教科书上说半夏辛温有毒，可以燥湿化痰，降逆止呕，消痞散结，但对黄帝内经上的半夏秫米汤中的半夏治疗失眠的道理却只字未提，未免遗憾，反而把养胃的秫米解释成为治疗失眠的药物，因为内经里有句话叫"胃不和则卧不安"，胃好了，失眠自然就好了，听起来蛮有道理的，但是半夏呢，就没用了吗，既然没用那干脆不用好了。仔细分析起来就会感觉光是解释为一个"胃不和则卧不安"不免有点牵强，那么半夏在这张经典处方中到底扮演一个怎样的角色呢？《礼记·月令》曰：五月半夏生，故半夏生于当夏之半而得名。成熟于八月，其味辛温，正合金火之气味，五月乃阳入阴之时，故凡阳不入阴之病皆可应用，失眠不就是阳不入阴吗？半夏可以引阳入阴，再配合能够养胃的秫米，当然能治疗失眠了。每到此时就会感受到古人用药真是颇费心机的，没有半点虚假。

老师说："中药只有在中医理论指导下才能发挥它最大的作用，中药不是哪一味药起的作用，而是组方后起到的作用，中药绝不是教科书上说的那么一两种作用，一味药在不同的疾病症状上所发挥的作用是不同的，比如说丹参，大家都知道是活血化瘀的药，咳嗽的时候可以用到是因为咳嗽日久了，肺部就会形成瘀血，通过活血改善肺部的瘀血，能止咳化痰，还能凉肺平喘。失眠可以用到，是因为可以活肝血，促使肝血调达；湿疹可以用到是因为中医理论有'治风先治血，血行风自灭的理论'；痢疾腹泻可以用到，是因为有'调气则后重自除，行血则便脓自愈'的中医理论。各种出血性疾病也可以用到，是因为这些病都会用到大量的止血药，血可能止住了，但会有止血留瘀的问题，用少量的丹参可以起到止血不留瘀作用"。老师说，"你看一味丹参放到不同的地方就有这么多的作用，教科书上讲到了吗？所以只有阅读大量的古人用方经验，才能够总结出这么多不同的用法，现代人看到丹参就说是活血的，见到阿胶就说是补血的，你看看方剂学上的补血剂有哪一个方子里有阿胶的，阿胶为驴皮所熬制，治疗血虚证，那是因为阿胶是治疗失血而导致的血虚，阿胶能够快速的促进营血的生成，类似西医学所说的失血性贫血，它是一味较好的止血药，古人称其为止血第一圣药的就是它，那么阿胶治疗的一是血虚，第二是出血，二者结合起来就是出血而导致的血虚才是阿胶主要作用。现代人搞不清原因，这种用法就不是中医用法，是西医用法，西医是讲究单味药的，现代人拿西医理论用中药是最大的误区。服用阿胶上火的，女孩子服用后闭经的，因为阿胶是止血药啊，所以会闭经，等到闭经了，脸上长痘痘了，再来喝汤药清火，调经，这不是瞎折腾。所以中药只有在中医理论指导下使用才是中药，才能够发挥中药应有的作用"。老师再接着说，"中药好比是一把钥匙，人体就像是一把锁，当人生病了就好像锁打不开了，这时候需要用到钥匙来开这把锁了，但是你不要没事的时候老是拿钥匙去捅那把锁，时间长了肯定会把锁搞坏，举阿胶的例子就是要说明一点，没病的时候不要随意服用中药，药是生病的时候才可以用到，没病的时候乱用只会对身体有害。现代人认为中药是天然药物，无毒、无副作用，这个观点实际上是错误的。《普通毒理学导论》上讲任何一种药物，对于健康的人或者非适宜的人体都具有毒性。中药也是如此，平时不要随意服用中药，像菊花、枸杞子看似平常之品，部分人服用后会出现腹泻，心脏不适等症状，若长期服用某一种单一的寒凉的或温热的药物导致人体阴阳失衡，那么它的副作用绝不次于抗生素的副作用"。以上就是老师对中药的看法，虽然只是聊举了几味药，我想他已经把中药最核心的内容讲得很清楚。

再说说养生食疗吧。金元医家张子和讲过，"养生当用食疗，治病当用药攻"，意思是养生和治病不可以等同，现在往往把食疗当成治病的方法，应该治疗的疾病还在食疗，这样既耽误的病情，又耽误了疾病最佳治疗时间，那么我们就来看看贾老师是怎样看待养生和治病的吧。在谈论这个问题之前就由我先给大家讲一个小故事，"曲突徙薪亡恩泽，焦头烂额为上客耶？"这句话出自《汉书·霍光传》篇，讲的是在一个村子里有两个住得很近的邻居，其中一个邻居就发现隔壁邻居家的烟囱离柴火堆很近，就多次提醒他说，你要把烟囱的位置挪一下，不然很危险，容易着火。但通过多次劝说，不但没有采用邻居的意见，心里反而觉得邻居是在找自己麻烦，心里很不高兴。有一天终于出事了，烟囱里的火星点着了柴火堆，并点着了他家的房子，这时候附近的邻居都闻讯赶来帮忙灭火，有的让火烧焦了头发，有的在慌乱中碰破了额头，一会儿工夫火终于扑灭了，事后这位着火的人家就摆了一桌酒席来感谢大家，把烧焦头发的，碰破额头的邻居请到了酒席最重要的位置坐下，却把一直都提醒他的那位邻居安排坐到了最不起眼的位置。通过这个小故事我相信大家都知道我讲这个故事的真正意图了吧，如果当初那位着火的人家听取了邻居的意见就不会有后面的事情了，如果我们现代人懂得了怎样防病，就不会有那么多的病人了。当你在大吃大喝深夜不眠，并且不知节制地抽烟喝酒的时候，你身边的人或者是医生是不是当年都提醒过你再这样吃下去你要得糖尿病的，你要得高血压的，你要得痛风的，你要得肿瘤的！你有没有听呢？无疑是没有吧，等到自己真的生病了又怨医生没本事治好你的病，怨治疗手段太少，怨自己怎么命这么苦得了这样的病，那你有没有怨过自己当年没有听取医生的建议呢？没有吧，如果当年能够听取医生的建议就不会得这样的病了。所以贾老师常说："养生指的是在没生病的时候调养好自己的身体，这种调养包括合理饮食，合理休息，另外加一些适宜的活动"。一些人在饮食上遇到好吃的就吃个没完，遇到不好吃的就死不吃，这样的身体能好吗？另外吃完了就不活动，这里为什么说活动不说运动呢？贾老师说："以前有一句话很流行，叫'生命在于运动'，其实是不切实际的，应该改为'生命在于活动'才确切。运动指的是跑或者是跳，高负荷的才叫运动，养生就不能叫运动，应该叫活动，一个二三十岁的小伙子早晨起来跑两圈可以，但是你让一个八十岁的老奶奶早晨起来跑两圈我看看，这不可能，所以养生活动要根据自己的身体状况来，不要跟着人家学，找到属于自己的活动方式然后坚持就行。意思是你能跑就跑，你能走就走，但吃饱不动肯定是不对的，这才是饮食和养生"。老师写的这本书的名字叫《把脉癌症》，下面我们就从癌症谈起，看看贾老师对癌症病人的饮食有着怎样的建议。

跟随老师学习中医好多年了，刚开始的时候来找老师看病的都是些小毛病，像感冒发烧，胃炎腹泻，月经不调，我现在能够看病的这点水平就是那个时候跟师傅学来的，因为老师病人多，号难挂，小的疾病现在已经很少能够看到了，现在老师要是看十个患者，大约有七个都是肿瘤病人，足以证明肿瘤患者之多。我的父亲也是因为肿瘤于去年去世的，所以从那个时候起我就立志要跟随老师学好中医，和肿瘤对抗。那么肿瘤到底是怎么发生的呢？得了肿瘤的病人应该接受怎样的治疗呢？带着这些问题我先给大家举个例子吧，人好像是一棵树，正常情况下一棵健康的树上是不可能长出类似木耳的菌类东西，要是有一天发现哪根树枝上长菌类的东西了，那么一定是树出现了问题。西医对于发现哪根树枝上长出来的东西就是第一时间手术切除掉，但是切掉后别的树枝可能还会长出来，这就是肿瘤的转移，局部的癌灶可以侵犯器官组织，影响全身，而机体的全身情况又往往会影响癌灶的发展，可以说肿瘤病变的过程中局部的病变与机体全身息息相关、相互影响。所以我认为切除掉长出菌类的树枝后，一定要再从树上找原因，然后根据病因对症治疗。我们知道树木某个地方长了菌类是需要一定条件的，只有潮湿的环境下才容易长奇怪的东西，那么湿热是最常见的原因，临床上肿瘤病人湿热症状也是最多见的，所以贾老师常说肿瘤病人不要吃热性的食物，热性的东西很容易造成肿瘤的扩散，体内已经很湿热了，你再从体外摄取大量的温热食物，那么不是加快肿瘤的扩散吗？什么东西可以吃，什么东西不能吃呢？贾老师讲一定要合理忌口，对于中医所提及的"发物"如羊肉、驴肉，母猪肉等，最好不去食用，虽然目前尚无定论，但从多年临床病人观察来看却有一定的道理，而放化疗后，患者机体消耗增加，每日所需蛋白质和热量都比正常人要高，过分强调忌口又不利于康复。所以忌口应因时、因病、因人而异，如夏季不宜多食温燥性的食物，冬季则避免冷食；体质属"湿热"的，表现口渴，大便干小便黄等，宜多吃水果汁、西瓜、米粥及一些清凉健胃的食品，切忌过食生冷及油腻之物；消化道肿瘤病人术后应禁忌辣椒、胡椒、生姜、生蒜、韭菜、蒜苗以及炒熟的干果等。有的病人家属或者亲朋好友送来了好多补品，不吃总感觉浪费，总觉得吃总比不吃好，这是错误的。具有食疗作用的食物与药物一样，也有自己的偏性。有的补品偏凉，有的补品偏热，要根据个人的体质。记得有一个患者平时就喜欢吃羊肉等热性食物，得了肿瘤后老师不让他吃，他说我每次吃的时候不趁热吃，我把羊肉放凉了再吃，这样就不热了吧？我的老师有点生气地给他举了一个例子说："你就是把黄连煮开了趁着一百度的时候喝下去，它也还是凉性的，还是清火的药"！所以肿瘤病人饮食要遵循老师经常说的八个字"中温优质，八分为适"。所谓中温包含两层意思，一是指的是食物的性质不可过于寒凉，或者过于辛热；二是指食物不可过烫，尤其是消化道肿瘤病人更要注重后者。八分指的是不要吃得太饱，合理饮食。这就是老师对肿瘤病人的饮食建议。

老师最让我钦佩的除了他精湛的医术，还有他精诚的医德。白求恩《从医疗事业中清除私利》的文中曾说道"让我们把盈利、私人经济利益从医疗事业中清除出去，使我们的职业因清除了贪得无厌的个人主义变得纯洁起来。让我们把建筑在同胞们苦难之上的致富之道，看作是一种耻辱。"今天我们再次拿出来读一次依然那么的令人振聋发聩！今天的医疗环境已经和几十年前有了很大的变化，但是医生面对的选择没有变，在道德利益和金钱之间，我们医生的选择不仅决定着自己的生活，同时也影响着患者的切身利益，老百姓常说："辛辛苦苦几十年，一病回到解放前"，反映了老百姓看不起病的心情，到底什么原因会让老百姓有这样的感慨呢？

有一年过春节单位放假的时候老师叫我到他家吃饭，我们二人聊天的时候老师给我讲了一件事情，他说前几天接诊了一位肿瘤患者，从穿着上来看应该是农村的，因为没挂上号，请求给加个号，老师就给他加了号，开了中药方，10天的中药大概一百多块钱，患者看到处方上的价格第一句话就是说："这么便宜能治病吗？我们在某某医院医生给开的药哪一次不是几百上千，我们是农村来的别糊弄我们"。患者转身走出诊室后就把老师开的方子扔到了门口的纸篓里，原因只有一个，那就是患者认为药太便宜了不能治病。老师说看到这样的患者我真的很同情他，同时又挺让人气愤的，他们认为大医院的专家只有开贵药才可以治病，或者是听信江湖郎中花很多钱去购买所谓的治肿瘤的秘方，真是让人无奈！吃饭时老师又说："我们管不了别的医生给患者开多贵的药，先管好自己就行了，只要是认认真真地对待病人，就是看不好他的病，起码我们问心无愧"！老师的谆谆教导我一直铭记于心，孙思邈的《大医精诚》上说："无论贵贱贫富，长幼妍媸，怨亲善友，华夷愚智，普同一等，皆如至亲之想"，就是说无论你是贫穷还是富贵，长相俊美或者丑陋，和你友善的人，和你怨恨的人，只要他是病人都应该同等对待，我想这才是一个中医医生应该具有的基本医德和基本素质。

　　"壶中医趣"这四个字是老师当年送给我的，现在就悬挂在我的办公室里，就是告诉我要把学习中医和应用中医当成是自己的一种乐趣，最后就用"壶中医趣"致所有学中医的中医人，以及爱好中医、相信中医和现在正在服用中药的朋友，希望大家都能够在使用中医、应用中医、传承中医的过程中得到中医给大家带来的乐趣！

学生：欧阳林宝

徐州市泉山区和平社区卫生服务中心

2014 年 12 月 27 日